JN243875

波動歯科治療の奇跡

痛みゼロ、副作用ゼロ
短時間で慢性不調の
改善を目指す!

THE WAVE DENTISTRY

脳歯科医
藤井佳朗

パノラボ

はじめに

原因が分からない体の不調や慢性痛を抱えている人は多くいます。

・不定期に起こる偏頭痛で体調に波があり、仕事に影響が出ている。
・膝が痛くて、階段の上り下りや、立ったり座ったりするのが不自由。
・入れ歯に違和感があるけれど、なくては噛めないし、見た目も悪いので仕方なくはめている。

このように、体のどこかに痛みや不具合があると、それだけで大なり小なりＱＯＬ（生活の質）が下がります。

立ったり座ったりする動作が遅いと周囲に迷惑をかけてしまうため、外出が億劫になったり、友人からの誘いを断りがちになったりします。面倒をかけるのも申し訳ないから、家族にも「買い物に一緒に行ってほしい」などと甘えられない時もあります。すると気分転換の機会が減り、精神的にもストレスを溜め込みやすくなってしまいます。

長年の痛みに悩まされ、病院だけではなく整体院や整骨院、鍼灸院など、様々な所に行ってはみたけれど一時的に良くなってもまた再発する……。あなたにも、そんな経験はありませんか。

ショップチャンネルではこうした人が対象のサプリメントや健康器具が花盛り！まさに病院では、症状が改善されていない証左でもあります。

薬や注射で一時的に痛みが取り除かれたとしても、それは対症療法にすぎず、根本的には改善されないまま片付けられてしまいます。

通院は続き、治療費も重なり、出口の見えないトンネルを歩き続けることになります。どこに行っても良くならない。最後にはもう年だからで終わり――。

新神戸歯科には、そのような患者さんが多く来院します。

どこに行っても良くならないのであれば、その原因は口の中にあるのではないか？

私のクリニックでは、不定愁訴（身体に起こるあらゆる不調）の原因を口の中から特定し、アプローチをして治療します。もちろんすべての症状の原因が口の中にあるわけではありませんが、改善率はおよそ90％です。

自己紹介が遅れましたが、私は愛知学院大学の大学院を修了後、歯科医師として約15年の勤務医経験を経て、2000年に兵庫県神戸市にて新神戸歯科を開院しました。腰痛や肩こり、膝関節痛などの身体症状、原因不明の体調不良など、様々な患者さんの「不調をどうにか治したい」「痛みから解放されたい」という願いに応えるべく、波動医学に基づく歯科治療を行っています。スポーツ選手の成績向上、オペラ歌手やピアニストのパフォーマンス向上などにも対応しています。

また、この治療法を身につけて患者さんの治療に活かしたいと考える医療関係者向けに、私が30年以上にわたって研究してきた治療メソッドを凝縮した「脳歯科セミナー」を実施。このセミナーを通じて、後進の育成にも力を注いでいます。

現代の西洋医学は、最新の医療機器や薬の研究、また膨大な臨床データによって進歩しているように見えますが、実際には不調を訴える患者さんが増え続け、医療費も増大する一方です。

その理由の一つは、症状が発生している部分とは別の場所に原因があるケースがあるからです。ところが、現代の治療法は主に西洋医学に基づいていて、症状が出ている部分にのみ焦点を当て、真因を探究せずに腰痛なら腰を、膝痛なら膝を病巣とみなし、ときには不必要な手術すら散見されます。

では、本来の原因はどこにあるのか。その要因が口の中にあれば、量子力学を用いた最適な治療を行う施術こそが、本書のタイトルにもなっている「波動歯科治療」です。

原因となっている病的波動を正常な波動に変えることで、これまで苦しめられていた原因不明の不調や慢性痛などの症状が、すっきりと消えてしまうというわけです。

ちなみに「波動」とは、あらゆる物質や事象から発している波のことで、私たちの体に大きな影響を与えています。長年の慢性痛などが、実際に私の波動歯科治療によって劇的に改善した事例は、非常に多くあります。

具体的な内容は本文に譲るとし、私が目指す治療とは痛みゼロ、副作用ゼロで即効性があり、治った状態が続くこと。つまり、苦痛を伴わずに痛みの根本を取り除くことなのです。波動療法では、それが可能だと考えています。

どこに行っても治らない病気や症状を改善できる可能性のある波動歯科治療の存在

を、一人でも多くの方に知っていただきたい。そんな長年の変わらぬ思いと、今なお研究を重ね更新し続けている私のメソッドを、実例を取り上げながら本書にまとめることにしました。

第1章では、なぜ西洋医学では不定愁訴を治すことが難しいのか、また西洋医学の問題点や、西洋医学と波動医学の違いなどについてお伝えします。第2章では、関節痛やパーキンソン病の治療事例を交えながら、波動医学を用いた歯科治療の全容について解説します。第3章では、口の中が脳に及ぼす影響の大きさや、脳血流に対して歯科治療からアプローチする脳歯科についてお伝えします。そして最終章では、私が波動歯科治療にたどり着いたこれまでの経緯や、将来の展望についても述べました。

本書が、長年解決することのなかった、つらい痛みや不具合に対し、副作用や痛みの少ない波動歯科治療によって改善し、楽しい人生を送れるようになれば幸いです。

新神戸歯科 院長 藤井佳朗

第1章

現代の西洋医学の思考レベルは125年前で止まっている⁉

第2章
実践！　波動医学を活用した歯科治療

第3章

脳歯科 口の中の刺激が与える影響

第4章

これからの時代に求められる統合医学

第1章

現代の西洋医学の思考レベルは125年前で止まっている⁉

西洋医学では太刀打ちできない病気

世の中には、原因の分からない膝痛や腰痛などの関節痛、頭痛などで長年痛みに耐えながら生活をしている人が大勢います。

近年、頭痛外来や腰痛外来などのペインクリニックが増えているのは、まさに慢性痛を抱える患者さんが増えている証です。また、リウマチやパーキンソン病、クローン病など、西洋医学では根治が困難な病気も数多く存在します。

医療は日進月歩で進化しているはずなのに、なぜこれほどまでに太刀打ちできない病気が存在しているのでしょうか。

大きな原因の一つには、西洋医学の概念が125年前から全く変わっていない点にあります。学生時代や研修医時代に西洋医学を一生懸命に学び、〝西洋医学こそが科学的で正しい治療である〟と思い込んでいる多くの医師たち（もしかしたらそれがすべてであると思っている医師もいるかもしれません）によって、特に知識も内容も一新されることのないまま患者さんへの治療が行われているのです。

検査結果で考えられる病巣を取り除いたり、有効性の高い薬を投与すれば効く、または同じ病名や同じ検査値に対して、同じ治療をすれば同じ結果が出るというのが、125年前からアップデートされていない西洋医学の考え方です。

医師の感情や気持ちよりも、これまでに積み上げてきた検査結果のほうが重視され、数値データを基に治療が行われる。つまり、医師が患者さんに寄り添って治療しようがしまいが、結果は同じという考えです。

一方で、私が治療に取り入れている波動療法とは「すべてのものは振動している」という量子力学の概念のもと、1900年以降より進化発展をし続けてきた医学です。いわば最先端の治療といえます。

にもかかわらず、「現代の西洋医学では説明ができない」という理由でエセ医学、オカルト医学、科学的根拠のないトンデモ医学などとして排除され続けてきたのです。

125年前から思考レベルが変わらぬ西洋医学。対症療法にとどまり、「更年期でしょうね」「もう年ですから上手に付き合っていきましょう」と言われ、痛みや苦しみを抱え続ける患者さんが増えているのです。

西洋医学は戦傷医学

体に痛みや不調がある場合、クリニックや病院で受ける治療の多くは西洋医学に基づいています。例えば、血液検査で数値に異常が見つかれば、その数値を正常に戻すために薬が処方され、その症状を薬でコントロールするのが一般的です。

私はよく講演会で「西洋医学とは戦傷医学である」と伝えているのですが、戦争で銃に撃たれたときに、撃たれた部位を止血して外科的手術を行う。消毒して細菌感染を予防する。症状が出ている部分と原因が明らかに一致している場合に行う処置こそが、いわゆる西洋医学の極意です。

しかし、戦争や事故で生じた傷を治すのに適している西洋医学は、各種慢性病や原因不明の体調不良といった不定愁訴の根治には向きません。

例えば、膝の痛みを和らげるサプリメントがよくショップチャンネルで販売されています。「これを飲んで階段の上り下りが楽になりました!」と喜ぶ愛用者の姿が取り上げられていますが、果たして根本的に解決しているのでしょうか。

実際には、何らかの理由で体のバランスが崩れた結果、膝に負担がかかり痛みが生じている場合もあります。

膝の痛みの原因として、軟骨成分のすり減りによるものとされ、理論上はすり減った部分にサプリメントで栄養を補うことで改善されているように見えます。ところが本当に重要なのは、その原因を突き止めることです。

例えば、左右の高さが異なるインソールの入った靴で歩けば、骨盤が傾き、膝や背骨に痛みが出てきます。

この症状を治すためには、靴屋に行ってインソールの高さを合わすことが必要だとお分かりいただけるでしょうか。根本原因は靴にある。だから、痛みの原因を取り除くためには靴屋に行く必要があるのです。

ところが「膝が痛い」と病院に行けば、「レントゲンを撮りましょう」となります。

西洋医学では症状の出ている部分と同じ場所に原因を求めるからです。根本原因である靴のすり減り具合やインソールの高さなどは見向きもしない。

これが、ほとんどのクリニックや病院で行われている西洋医学の治療法であり、まさに最初からボタンの掛け違いが起きてしまっているのです。

【症例】膝が痛くて支えなしでは歩けない・右耳が長年聞こえていない（90代・女性）

お悩み・症状

膝が痛くて歩行がしづらい。階段の上り下りも不安定のため、家族の支えがなければ非常に危険な状態。小学生の頃から右耳が難聴。鼓膜は異常なしと医者に言われてきたが、90年間右耳が聞こえていない。

診断と治療

・上半身に力が入らない

・着用していた入れ歯の波動調整を行う

治療後の変化

・波動調整をした入れ歯をまだ装着していないのに、上半身に力が入るように
・波動調整をした入れ歯を装着すると、口周りが軽く感じる
・上半身のパワーを取り戻す
・スムーズに歩けるように
・右耳が音叉の音を認識できるように

ご本人談

支えなしで歩けるようになりました。これまでは手すりを持っていないと不安だったのですが、支えなく、手すりも持たずに歩けていることが驚きです。10分前まであった膝の痛みがすっかりなくなり、楽になりました。90年ぶりに右耳もよく聞こえるようになり、感激です。歯医者さんで耳まで治してもらえるなんて……。娘に話すとびっくりすると思います。

実際の様子

90年ぶりに！

https://www.youtube.com/watch?v=fJhcoI62yAg&t=1s

原因結果の法則

不定愁訴であっても、病院の検査結果で異常値が出れば、もちろん治療が施されます。一方で、検査の結果に異常がなければ「異常なし」と診断されます。それでも苦しさを訴え続けたら、場合によっては「精神科を受診してください」と言われることもあるのです。

西洋医学の対症療法とは、川が氾濫しそうになった時に防波堤を高くするようなものです。ところが症状を根本的に解決するには、全体像を把握し、氾濫の原因を突き止め、まずは上流のダムを閉じる必要があります。

にもかかわらず、多くの専門家は目の前の防波堤だけに目を向けているのが現状です。これは西洋医学が日々行っている対症療法の特徴に他なりません。

波動歯科治療を施すなかで一貫して分かっているのは、慢性の病気や痛み、症状の根本原因は「症状の出ている部位から離れており、さらに原因部位の症状は自覚症状がないか、あってもわずかということが多い」ということです。

日々の生活習慣や意識、さらには魂といった複数の要素が絡み合った結果として、痛みや不調というかたちで表出していることが多いのです（図1）。

【図１】原因は見えない部分にある

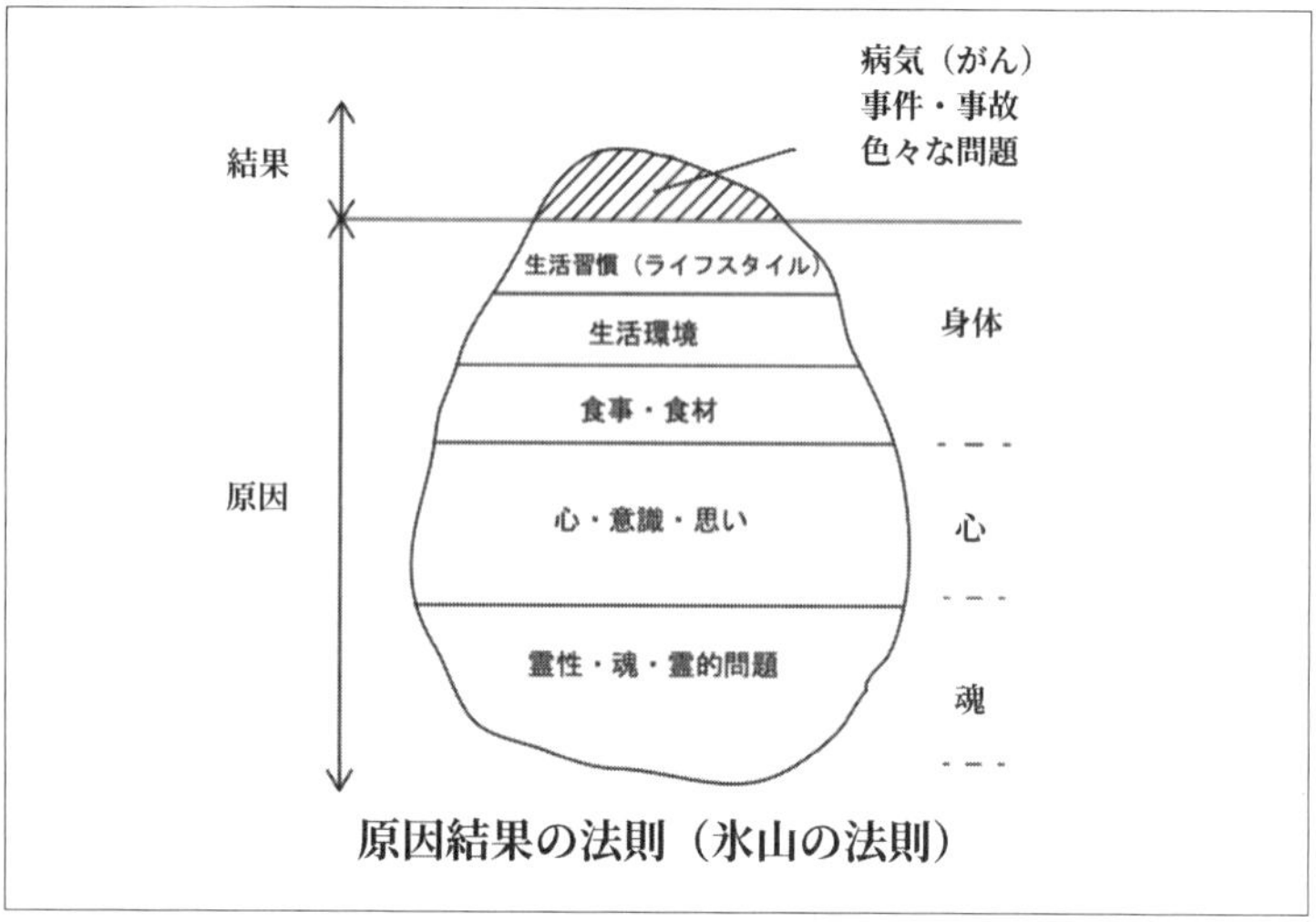

西洋医学と波動医学

患者が「痛い」「つらい」と訴えているにもかかわらず、検査結果では正常値が出て原因が分からない場合があります。

現在の検査では検出されない要因が存在しているのではないか（例えば気の滞りなど）。

もしもこのことを追究したい医師がいたとすれば、大学や病院から離れ、自分で開業するしか道はありません。その時点で、医師としての出世街道からは外れることになります。

また、大病院や大学病院では論文を書いて学会発表をするのが、医師の重要な仕事の一つです。ところが波動医学の論文を書いても受け付けてもらえないことが多いのです。論文の受理を決めるレフリー（査読者）のほとんどは、西洋医学の信奉者だからです。

私が患者に施す波動歯科治療でよく登場する「O－リングテスト」をテーマに論文を書いたときには「まだ認められていません」という理由で掲載却下された経験があります。まだ認められていないからこそ発表する価値があるため論文を書いているのに、この回答には驚きました。

現象として存在するものが、現在の科学では証明できない場合、それを証明できるように科学のレベルを引き上げる努力をすることこそ科学者の役割です。「今の科学では証明できないから科学的根拠がない」といって否定するのは、本来の科学者の姿勢ではありません。

どこへ行っても治らなかった患者の症状が実際に改善した治療法について論文を書いても、土俵にすら上がれない現実があるのです。

目指すは統合医学

ちなみにですが、私は西洋医学を否定するつもりはありません。実際、一昨年に私は開胸手術を受けたのですが、その際には西洋医学に大変お世話になりました。この手術によって命を救われたといっても過言ではありません。

どんな医学であろうとも、患者さんにとって良いものならば積極的に取り入れ、痛みや苦痛を少しでも改善させることが私の願いです。様々な医学を統合し、最適な医療を患者さんに提供することこそが、本来の医師の使命だと考えています。

統合医学と聞くと、東洋医学と西洋医学を統合すると思われがちですが、実は図2のように、伝統的医学と波動医学に分けることもできます（※ただし、代替医学や東洋医学の中で波動医学を利用しているものもあります）。

伝統的医学とは、対症療法をメインに行う西洋医学が中心的な地位を占めています。それ以外にも東洋医学や各種代替医療、アーユルヴェーダなど、古代から継承されて

【図2】統合医学とは

<table>
<tr><td>伝統的医学</td><td>波動医学</td></tr>
<tr><td>西洋医学
代替医学
東洋医学</td><td>量子力学
相対性理論</td></tr>
<tr><td colspan="2">統合医学</td></tr>
</table>

きた医学も含まれます。

病気や身体の異常に対して、薬物療法や手術、放射線治療など、目に見える症状や疾患に対して物理的なアプローチを行うことが西洋医学の特徴です。現代の病院やクリニックで一般的に行われている治療法として広く知られています。

主に症状を抑えることを目的とするため、急性疾患や外科的処置を必要とする事故や疾患に対しては、迅速かつ有効性が期待できます。

しかしその一方で、慢性疾患やアレルギーなど、病気の根本原因を解決することが難しい場合もあります。

他方の波動医学は、人間をエネルギー

の一部と捉え、身体・心・魂のバランス、あるいは天地人のバランスを整えることを目的としています。

波動（振動）やエネルギーを活用し、身体の調和を回復させ、その人が本来持っている自然治癒力を引き出すことから、スピリチュアル医学とも呼ばれています。

慢性的な不調やストレスに対して、ヨガや瞑想、フラワーレメディなど、心身全体の調和を重視したアプローチを用います。

これによってメンタルケアやストレス解消、エネルギーバランスの調整を行い、心身全体を癒すことを目的としています。副作用が少なく、自然な状態で健康を取り戻すことを目標としています。

ちなみに「波動」とは、エネルギーや振動が伝わる動きや仕組みのことを指します。

例えば、水面に石を投げた際に広がる「波」のようなものです。この波のように、物体や事象から発せられるエネルギーや情報が広がっていく現象を「波動」と呼びます（図3）。

【図3】波動の仕組み

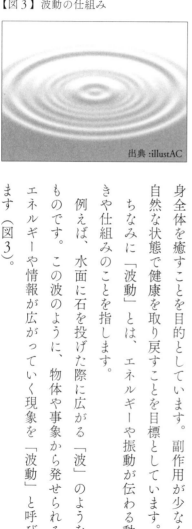

近年、スピリチュアルブームの到来によって「波動」という言葉が世の中に広く知られるようになりました。それでもなお、胡散臭さを感じる人は少なくありません。目に見えるものでも耳で聞こえるものでもないため、理解しがたいのかもしれません。

波動歯科治療の可能性

私の歯科治療では、波動医学を取り入れています。患者さんから不調や痛みの症状を伺い、例えば痛みのある膝や腰が、口の中のどの部分と共鳴しているのかを特定します。そして口の中を調整することで、病的部位から発せられている悪い波動を干渉（中和）し、不調や症状を改善するのです。

よく驚かれますが、肩や首、膝や腰といった部位の痛みでも、その悪い波動の発信源が口の中にあることは少なくありません。なぜなら口と全身は密接に繋がっているからです（図4）。

【図４】口と全身は繋がっている

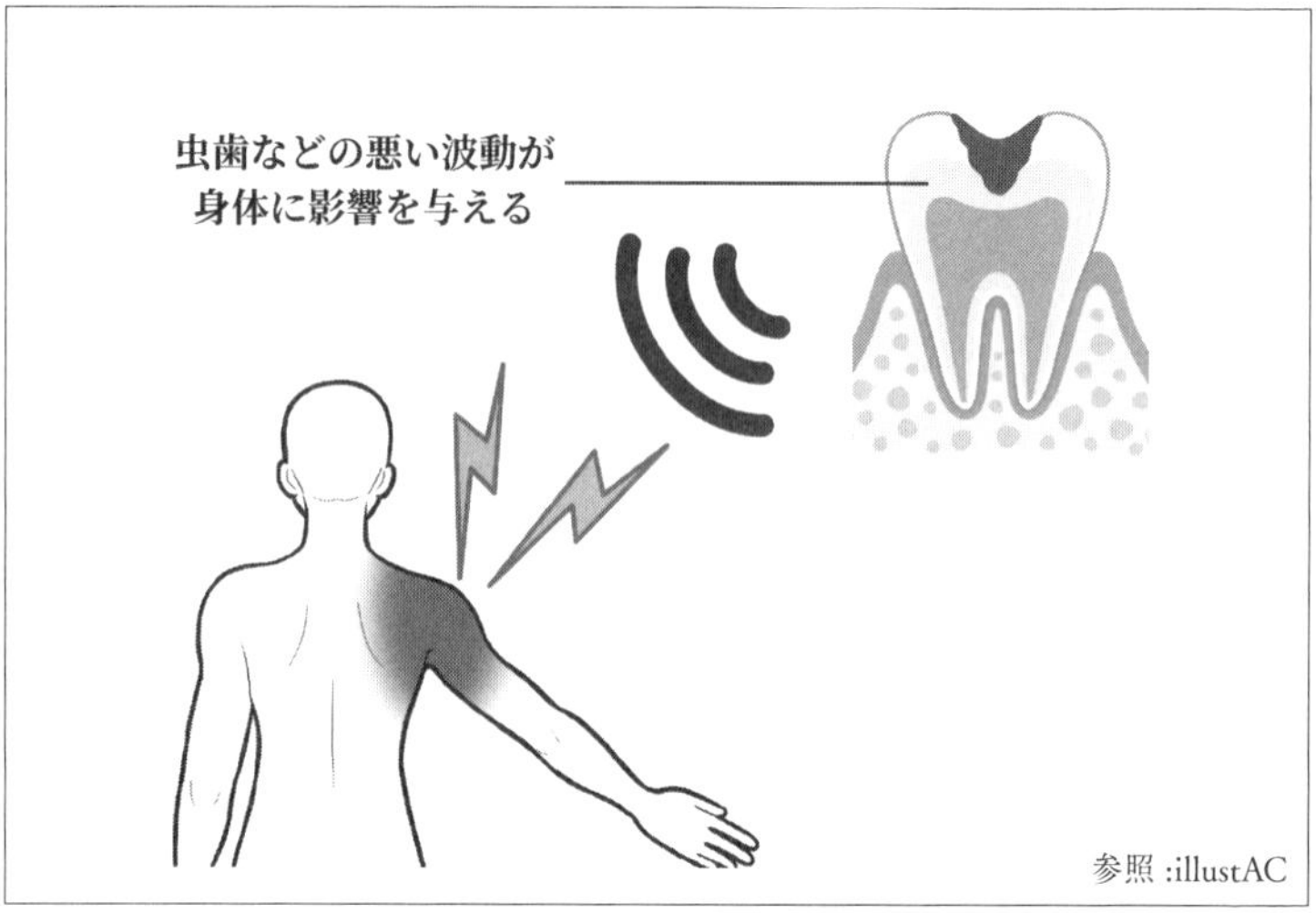
虫歯などの悪い波動が
身体に影響を与える
参照 :illustAC

痛みの原因を口の中で見つけ出し、適切に治療を行うことこそが、波動歯科治療の役割なのです。

物体であれ事象であれ、波動は常に働いています。例えば、肝臓には肝臓特有の波動が、胃には胃特有の波動が出ています。

もしも胃の波動が乱れると、その乱れた波動に共鳴し続けた胃はやがて不調をきたし、病気になるわけです。

その乱れた波動を波動療法によって正常な波動に戻すことで、胃の不調を改善することが可能です。

「本当にそんなことが？」と疑問に思

【写真1】言葉がけによる違い

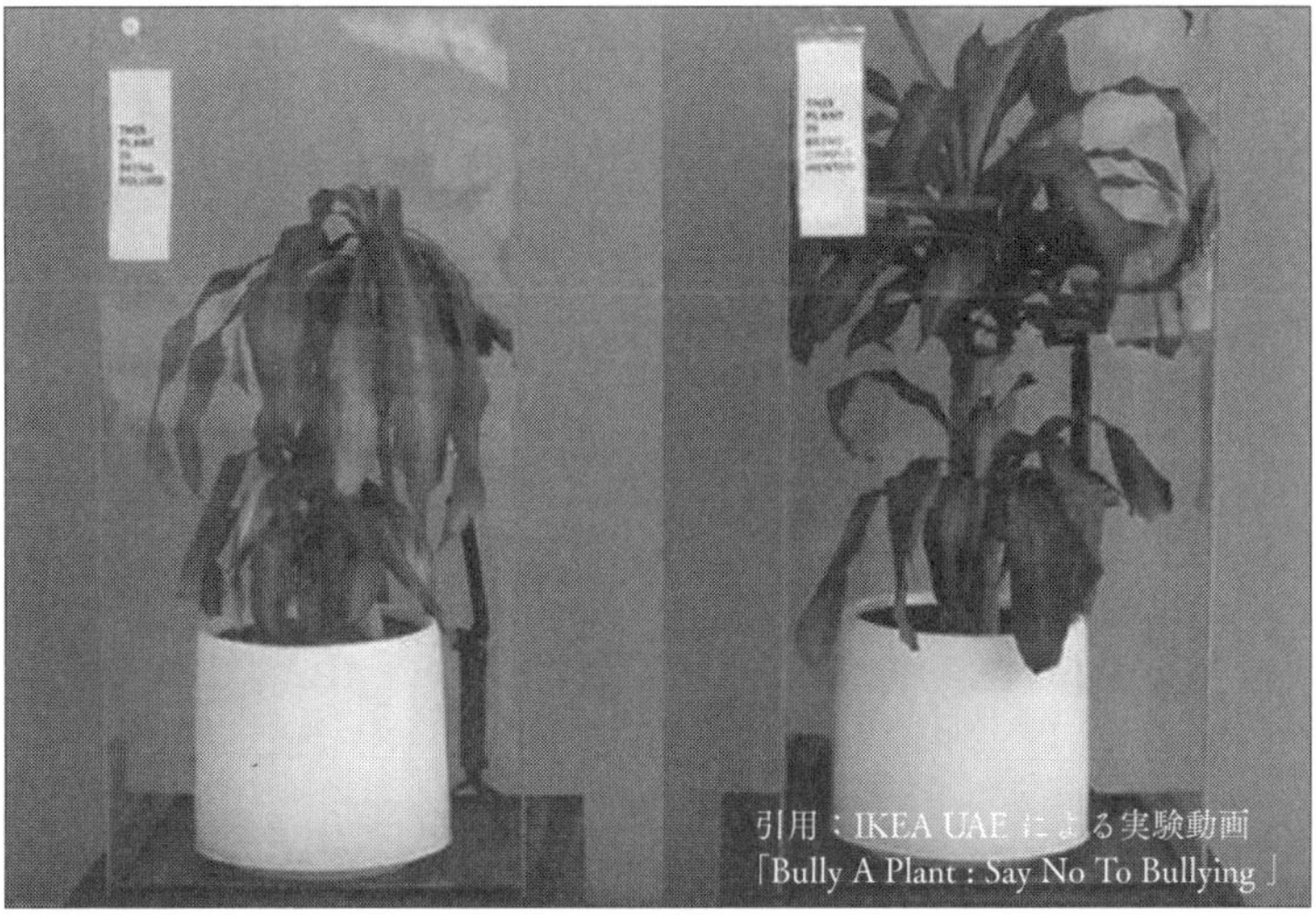
引用：IKEA UAEによる実験動画「Bully A Plant : Say No To Bullying」

われる方のために、波動に関するわかりやすい実験データをご紹介します（写真1）。

右の写真はポジティブな言葉をかけ続けて育った植物で、左の写真はネガティブな言葉をかけ続けて育った植物です。

写真を見れば明らかですが、ポジティブな言葉とネガティブな言葉をかけながら育てた結果の違いが分かる実験です。

心を込めて「愛している」「ありがとう」「素晴らしい」といったポジティブな言葉をかけて育てると、植物は右写真のように元気にきれいに育ちます。

一方で、嫌悪感とともに「嫌いだ」「汚い」「かわいくない」といったネガティブな言葉をかけて育てると、左写真のように植物が枯れてしまうという現象が起こります。

植物がきれいに育つか、枯れるかは、まさに私たち人間が、感情や意識をとおして出している波動によるのです。

ちなみに言語は世界中で異なりますが、例えば英語で「I Love You」フランス語で「Je t'aime」など、他国の言葉で声をかけても、植物は元気にきれいに育ちます。また、愛の気持ちをもってネガティブな言葉をかけても右のような結果になります。

つまり、植物は言葉ではなく、言葉を発する人の意識や気持ちを受け取っているのです。目には見えませんが、人の感情や意識など、あらゆる物体や事象から波動は発せられていて、それが周囲に影響を与えています。まさに、波動が存在している証といえます。

この理論を理解すると、医師の波動もまた、患者さんに影響を及ぼすことが理解できます。医師の患者さんに対する意識や気持ちが、患者さんの予後を左右するのです。

患者さんに寄り添い、真剣に向き合い、温かな言葉がけやポジティブな気持ちで関わるほうが治療効果が上がる、というのが波動医学の考え方です。なぜなら人の意識や気持ちも、波動を発しているからです。

ところが、西洋医学には波動という概念がありません。患者さんに寄り添う気持ちで接しようが、「バカやろう」と思いながら接しようが、予後に違いはないと考えます。

診察室に入ると、患者さんの顔を一切見ずに、パソコンの検査データだけを見ながら診察をする医師がいますが、西洋医学的には治療効果に差はないと判断されます。

検査数値を見ながら「この薬を飲んでおいてください」と処方箋を出して終わり、そんな経験をお持ちの方も多いのではないでしょうか。

西洋医学の限界と未知への扉

西洋医学の概念では、例えば波動治療によって膝痛が治ったという現象が起きても、受け入れられることはありません。

私自身、過去に何人かの歯科医師から「波動歯科治療とは本当に効くのか?」と聞かれ、「疑問に思うなら、直接見に来てください」と言ったことがありますが、実際に見に来た医師は一人もいませんでした。

なぜ、西洋医学は他の医学を受け入れようとしないのか？　それは、自分たちの理解できる科学レベルで証明できないものは排除しようとする慣習があるからです。

実際に治るのだから、結果を認めて「なぜ治るのか」を追究していけば、西洋医学も劇的に進化するのに惜しい話です。


ソクラテスは「真の知識ある人とは、己の無知を識るものである」という無知の知を説いています。

２０１９年にノーベル化学賞を受賞した吉野彰氏は、ノーベル賞受賞後の記者会見で「自然界で起きていることで我々人類が理解できているのは、１％か２％しかない。残り99％が手つかずで残っている。進化で何が起こっているのか、宇宙で何が起こっているのか、生命の原理は分からないことがいっぱいある」という旨の発言をされています。

発明家・科学者でありスピリチュアリスト、元大阪帝国大学工学部工作センター長の政木和三氏は「いったい在来の科学で、自然の何分の一が解明されているというのだろう。未知の現象や奇跡に対して、そんなことがあるはずがないと否定するのは頭の固さとともに、科学力が不足している」とおっしゃっています。

自然現象のうち、今の科学で解明できているのは1％か2％しかないのだとすれば、それだけを信じ抜いていても、成長・進化しないことがお分かりいただけるのではないでしょうか。

噛み合わせがもたらすパフォーマンスの向上

歯科医師として長い年月を重ねる中で、私は虫歯治療や義歯の経験を積む一方で、口腔と全身の関係性について30年以上にわたり研究を続けてきました（口腔とは歯だけではなく、舌や頬の粘膜を含む口の中全体のことを指します）。

口腔と全身の関係性の研究を始めたのは、まだ私が新米医師だった頃のこと。

当時『プロゴルファーがマウスピースをはめると、体調が良くなると共に飛距離が大きく伸びた』という記事を目にして「口腔環境が変わるだけで飛距離が伸びるということは、口の中全体や噛み合わせと全身には深い関わりがあるに違いない」と直感したのです。

その後、噛み合わせがスポーツ選手に与える影響について興味を持った私は、たまたま山梨学院大学の駅伝選手と出会い「うまく走れないので診てほしい」と相談を受けたことを機に、すぐにその選手のマウスピースを製作。

すると驚くことに、選手が以前よりも走れるようになり、駅伝チーム全員のマウスピースを製作することになったのです。

その結果、チームは翌年の箱根駅伝で見事初優勝を果たしたのでした！

以降も4年間にわたりチームをサポートし続けた結果、チームは4年間のうち3回も箱根駅伝で優勝を達成するという、まさに黄金時代を迎えることができました。

人の感覚は非常に繊細です。また、舌が歯の詰め物の一部に触れて違和感を覚え、舌の位置が偏在することで、全身のバランスに影響を与えている可能性もあります。

つまり噛み合わせは非常に重要で、全身に大きな影響を及ぼします。さらには歯や舌、頬の状態も全身に影響を与え、慢性的な痛みや不調の主な原因となる可能性はおおいにあるのです。

最先端!? 近年流行りのマウスピース矯正事情

歯並びを整えるマウスピース型の矯正装置は、世界中で1700万人以上が使用していると言われています（2023年時点）。この矯正装置は25年前にアメリカで開発され、手軽に導入できることから急速に普及しました。

日本でも広く利用されており、透明のマウスピースを口の中に装着していることが目立たないため、人気を集めています。また、歯科医師に専門的な矯正知識が必ずしも必要ない点も、急速な普及を後押ししています。

この矯正治療には、二つの懸念があります。一つは噛み合わせが全身に与える影響が考慮されていない点。もう一つはマウスピースが医療機器として扱われていない点です。

実際に「マウスピースを使用したら噛み合わせが悪化してしまった」と私のクリニックに来院された方は複数名いらっしゃいます。

ある患者さんの診察結果で分かったのは、このマウスピースがコンピューター上で計算された歯並びデータを基に作られているため、噛み合わせを無視し、それにより全身のバランスにどのような影響を与えるかが全く考慮されていないことです。

さらに問題なのは、マウスピースが海外から輸入される際に「雑貨」として扱われていることです。日本国内で義歯や矯正器具を製造する場合、それらは医療機器として厳しく扱われています。しかし、たとえ矯正のためのツールであっても、海外で製造されたものは「雑貨」として輸入されるのです。

このマウスピースは、患者さんの歯型を取ることなく口の中の写真を撮影し、そのデータをコンピューターで処理してマウスピースを作るという工程です。

本来の矯正治療では、歯型を取ってレントゲンで分析し、噛み合わせはもちろんのこと、歯と歯の接触具合や距離などを細かく計算し、レントゲンを基にトレースしながら緻密に進めます。

しかしこのマウスピース型矯正治療は、歯と歯の接触の強さや噛み合わせは一切計算されず、体への影響がまったく考慮されていない状態で作られています。

マウスピースによる矯正治療が最終的に歯並びをどのように変え、全身にどのような影響を及ぼすのかについては、私自身が矯正治療を経験していないため断言はできません。しかし、実際にマウスピースの使用によって噛み合わせが悪化してしまい、私のクリニックを訪れた患者さんがいることは事実です。

さて、本章では西洋医学と波動医学の違い、波動歯科治療について、さらには口と全身は繋がっていることについて述べてきました。

次章では、私の治療法によって次々と改善された実例を多数ご紹介しながら、波動歯科治療についてさらに詳しく解説していきます。

Column

特殊相対性理論「時間と空間は絶対ではない！」

少し難しい話になりますが、万有引力の法則で有名なアイザック・ニュートンをご存知でしょうか。

17世紀に活躍した彼が提唱した「絶対時間」と「絶対空間」という考え方は、「時間は過去から未来に一方向に進む」「どんな現象が起ころうとも空間自体は影響を受けない」という理論です。一見当たり前に思えるこの考え方こそが、実は古い概念です。

例えば、ハレー彗星が太陽の周りを回っているとします。ハレー彗星は引力によって太陽に引き寄せられ、どんどん速いスピードで太陽に向かってきます。本来であればそのまま太陽にぶつかってしまうはずなのに、一体なぜ衝突しないのでしょうか。

ニュートンの提唱する「絶対時間」「絶対空間」に対し、疑問を提唱したのが

【図5】宇宙空間は歪んでいる

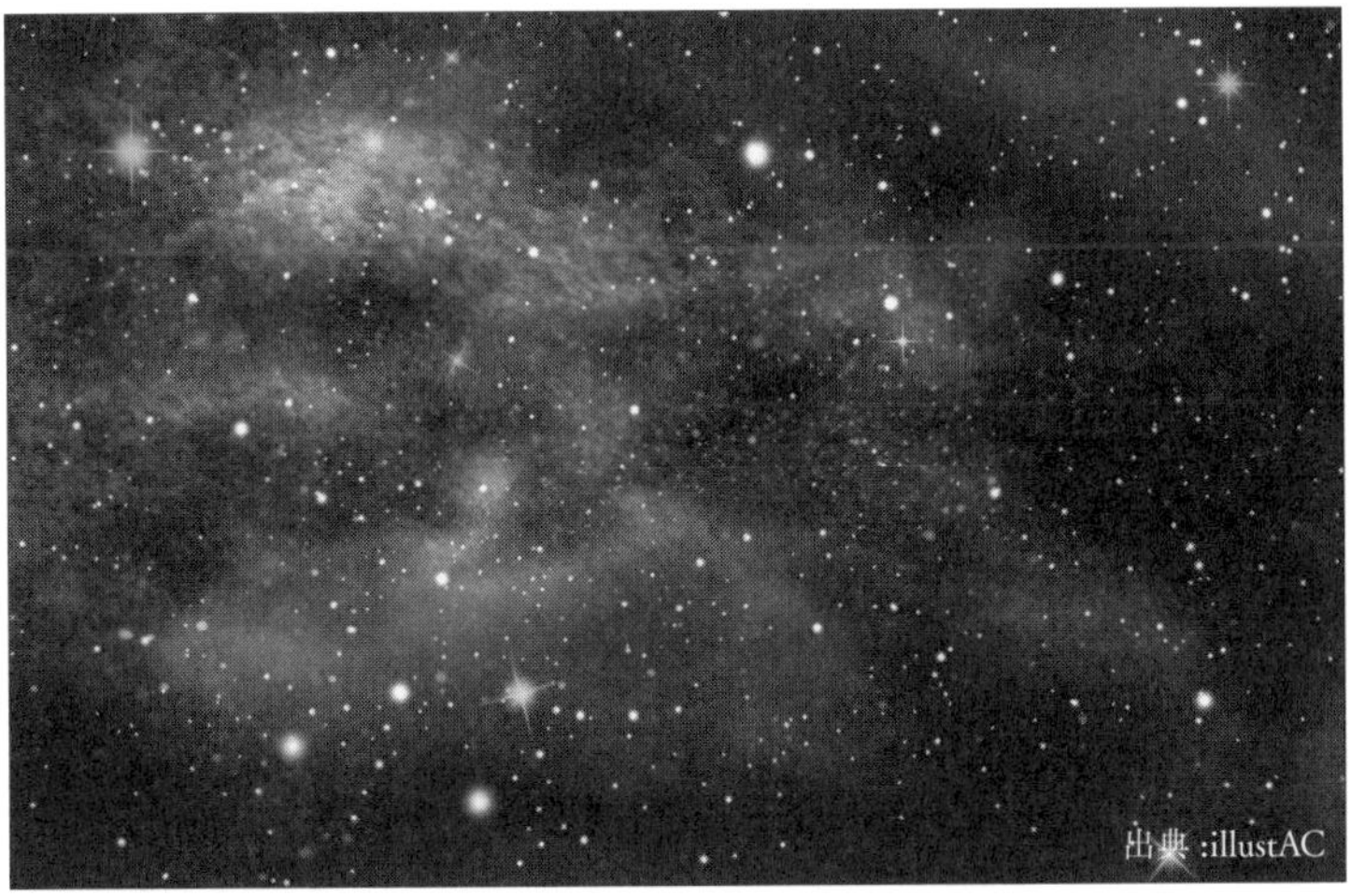

アルバート・アインシュタインです。

彼は「太陽も月も、惑星はグルグルと回っているのに、太陽に吸い込まれていないのは、空間が歪んでいるからだ」と主張したのです（図5）。

アインシュタインが1905年に発表した「特殊相対性理論」では、

①物体の運動が光速に近づくほど、その物体に流れる時間は遅くなる

②物体の運動が光速に近づくほど、その物体は空間的に縮んで見える

③光速より速い運動や情報伝達はない

と説明されています。

そして、1915年にアインシュタインが発表した「一般相対性理論」で

は、

①大きなエネルギーの周りでは、時間がゆっくり流れる
②大きなエネルギーの周りでは、空間が曲がる

と説明されています。

つまり、時間も空間も絶対ではない。この理論を分かりやすく説明するために、浦島太郎の物語を例に挙げてみましょう。

浦島太郎が亀に乗り、竜宮城で楽しい時間を過ごした後、地上に戻ると周りがすっかり未来になっていたというストーリーです。

このとき浦島太郎が乗った亀が、実は宇宙船だった!? という逸話があるのですが、この亀を光速で動く宇宙船と仮定し、時計の針が1秒進む間に地球7周半の距離を移動するとします。実際に地球を7周半していても、時計の針は1秒しか進んでいない。

ところが、宇宙船内の時間は地上にいたときの時間の流れよりもゆっくりと流れているのです。

この現象が「時間の進み方は絶対的ではない」ということを示しています。

要約すると、ニュートンが主張した「絶対時間」「絶対空間」の認識は間違っており、実際には空間は歪み、時間の進み方も変わるということです。

この事実を解明したアインシュタインの特殊相対性理論や一般相対性理論を基に、私は歯科治療においても、空間の歪みと時間の進み方を活用した波動療法を取り入れています。

相対性理論と量子力学を取り入れなかった西洋医学は、125年前の思考や概念で止まったままなのです。

空間と時間の特性を考慮することでこそ、従来の西洋医学では対応できなかった不調や痛みの原因を根本的に治療することが可能になると思っています。

第2章

実践！ 波動医学を活用した歯科治療

そもそも波動医学とは

本章のテーマである波動医学とは、その名の通り「波動」を応用した医学です。不定愁訴に悩む患者さんに対し、症状の根本原因となるマイナスの波動を発している部分を特定し、その波動を正常な状態へと調整する治療法を「波動治療」と呼んでいます。

人間の体は非常にシンプルで、マイナスの波動を受け続けると植物が枯れてしまうように、人の心や体も蝕まれ、不調が現れるのです。

そこで、まずは1900年以降、科学的根拠に基づき進化してきた波動医学の背景や原理について、あらためてお伝えしていきましょう。

「波動」とは目には見えないものですが、量子力学という学問によって存在が解明されています。詳しく見ていくと、あらゆる物質は原子（英語でAtom）でできて

【図6】人間の細胞の構成について

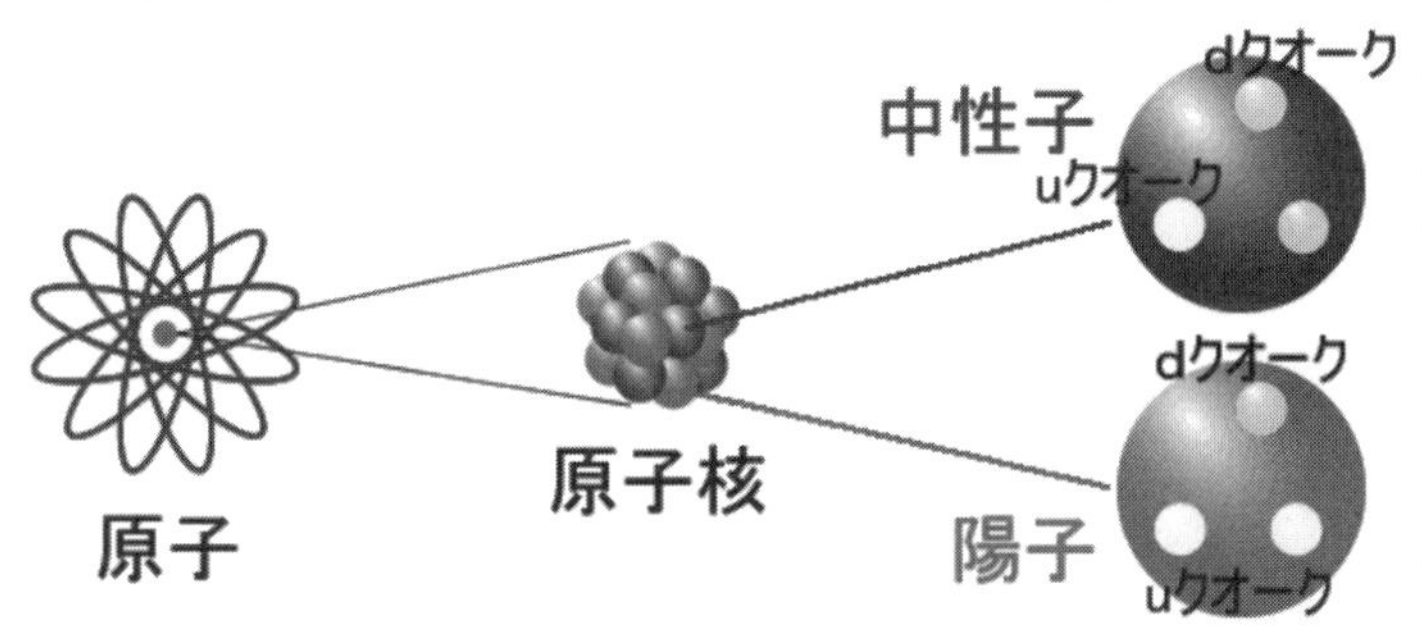

引用：原子核 - Atomic nucleus - JapaneseClass.jp

います。

例えば人間の体は細胞の集合体でできていて、その細胞は分子から、分子は原子から構成されています。原子は原子核と電子からなり、原子核はプラス（＋）に荷電した陽子と荷電していない中性子という二種類の粒子で構成されています（図6）。

余談ですが、この陽子と中性子を引き合わせている存在についての研究を進め、中間子の存在を唱えてノーベル物理学賞を受賞したのが湯川秀樹博士です。

話を戻しますが、この陽子と中性子をさらに細かく分類すると、陽子にはアップクオークが二つとダウンクオークが一つ、中性子にはダウンクオークが二つとアップクオークが一つ存在します。クオークとは、素粒子や量子と呼ばれています。この電子とクォークこそが、現代における最小単位です。

私たちが普段使用しているペンや小物、電子機器といったすべての物質は、素粒子であり粒子と波（波動）の二つの性質を持っています。

波の性質については第1章で解説しましたが、この性質を活用して行う波動調整こそが、痛みゼロ、副作用ゼロ、短時間で改善を目指す波動歯科治療の根幹となっています。

波動医学における歯科領域ならではのアプローチ

当院では、噛み合わせや入れ歯の不具合はもちろん、頭痛、膝痛、座骨神経痛などの関節痛や「なんとなく不調が続く」「日常的に疲れが取れない」といった不定愁訴など、西洋医学では改善が難しい不調に対し、波動医学を応用した新たな治療法、いわゆる波動歯科治療を提供しています。

では、それぞれの患者さんの不調の原因は一体どこに潜んでいるのでしょうか。

以降では、歯科医師として私が患者さん一人ひとりの不調の原因をどのように見つけていくのか、その方法を解説していきます。

例えば、不調が起きている状態を開けにくいドアに例えてみましょう。自宅のドアが開かないとき、西洋医学のアプローチでは、カンナなどの工具を使って引っ掛かりを取ったり、蝶番《ちょうつがい》に油を差したりして開けようとします。不具合に対し、何とかその場で問題を解決しようとする方法です。

本当にドアが変形していたり、蝶番に不具合が生じているのであれば直すのが正しいのですが、実際には家を支える柱が傾いているために、ドアに不具合が生じている可能性があります。その柱の傾きの原因を探っていくと、家が建っている地盤そのものが傾斜している場合もあります。

そして、地盤を整地しようとさらに深く追究すると、地盤が地球の重力からずれていることもありえます。すると、最終的には宇宙空間からずれているという結論にたどり着くのです（図7）。

【図7】ドア＜柱＜家＜土地＜地球＜宇宙空間

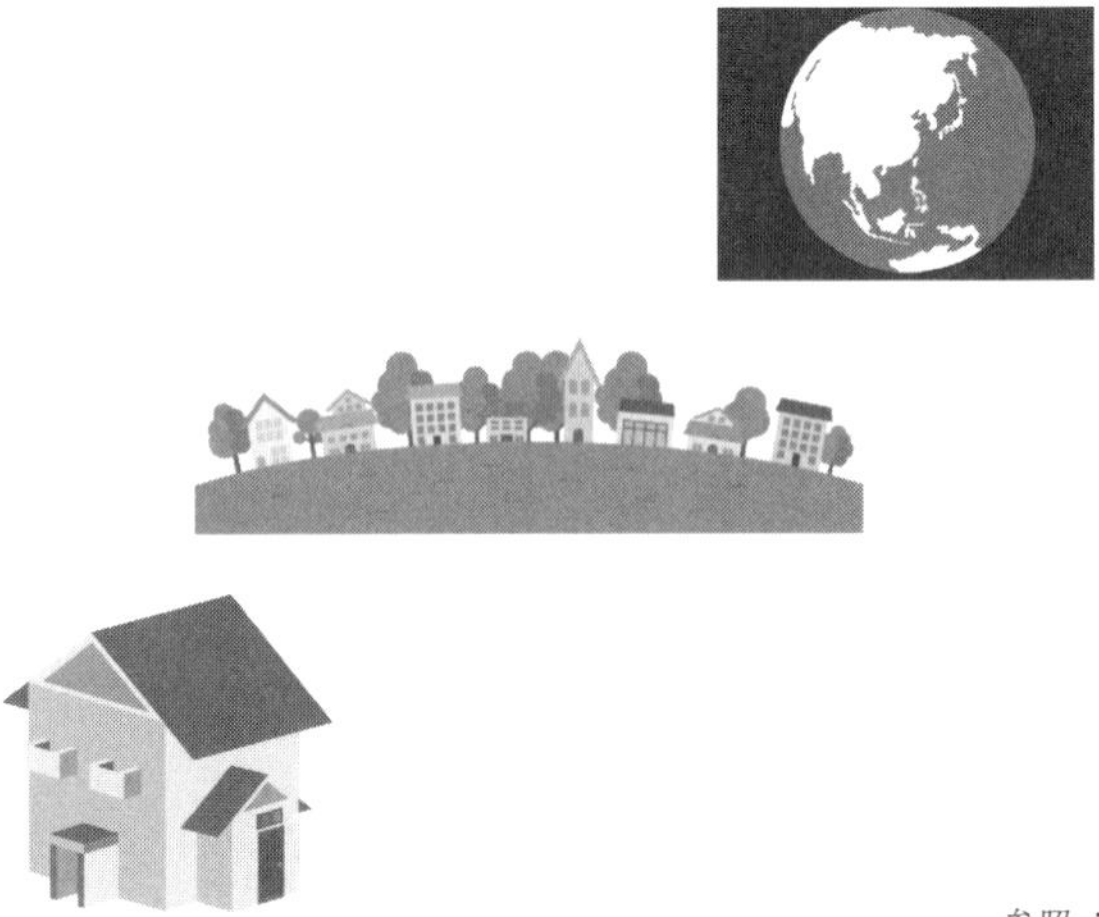

参照 :illustAC

　このように、問題の表面的な症状だけでなく、その根本原因を掘り下げていくのが私の治療アプローチです。

　私は歯科医師なので、治療を行う際には必ず歯に触れるのですが、先ほどのドアの例を治療法に当てはめて考えると、歯は歯槽骨に支えられていて、その歯槽骨は頭蓋骨の一部です。頭蓋骨は体幹の上に位置しています（ちなみに背骨の歪みは、万病の元と言われています）。

　さらに、人の体は地球の上に立っていて、地球は広大な宇宙空間に浮かんでいるのです（図8）。

　波動歯科治療では、地球や宇宙空間に生じる歪みを調整していくというアプ

【図8】歯＜歯槽骨＜頭蓋骨＜体幹＜地球＜宇宙空間

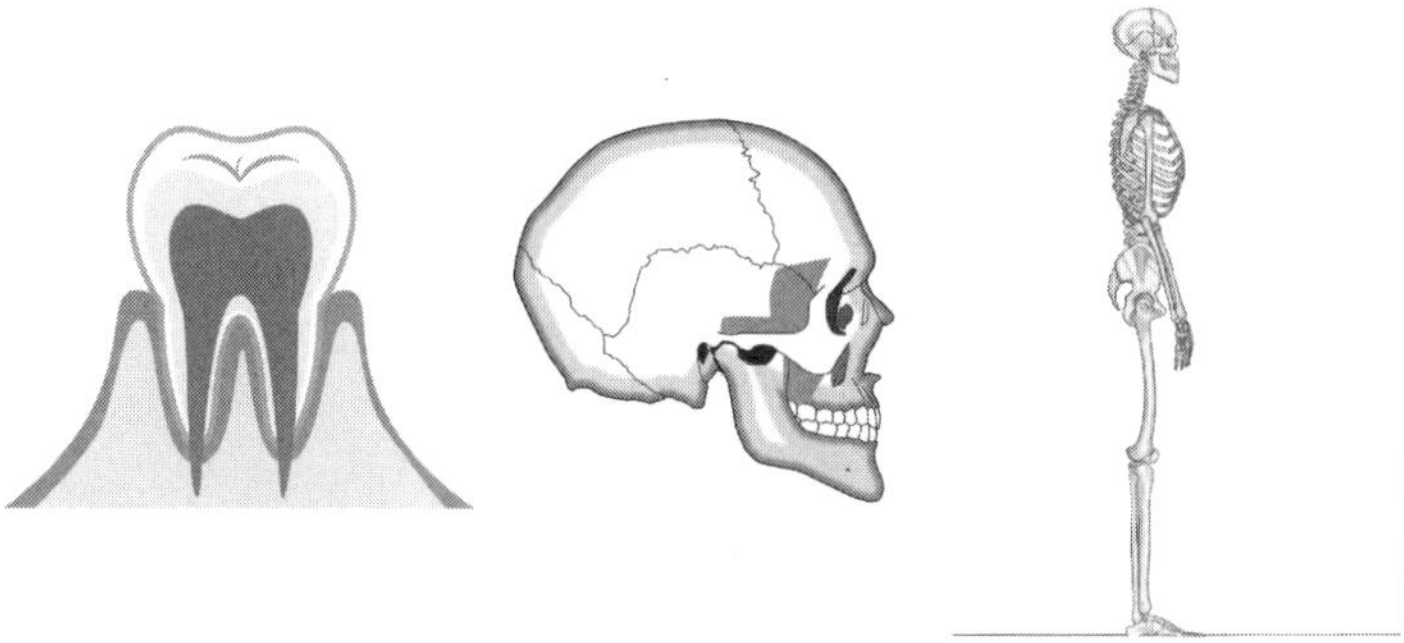

参照 :illustAC

ローチを取ります。
これがどういうことなのか、詳しく解説していきましょう。

アプローチ①「場の波動」を整える

私たち人間は「宇宙空間」の中で地球上に存在し生活しています。
そのため、波動歯科治療ではまず「空間の波動」、つまり「場の波動」が乱れていないかを確認することから始めます。

空間の歪みとは？

【図9】O－リングテスト

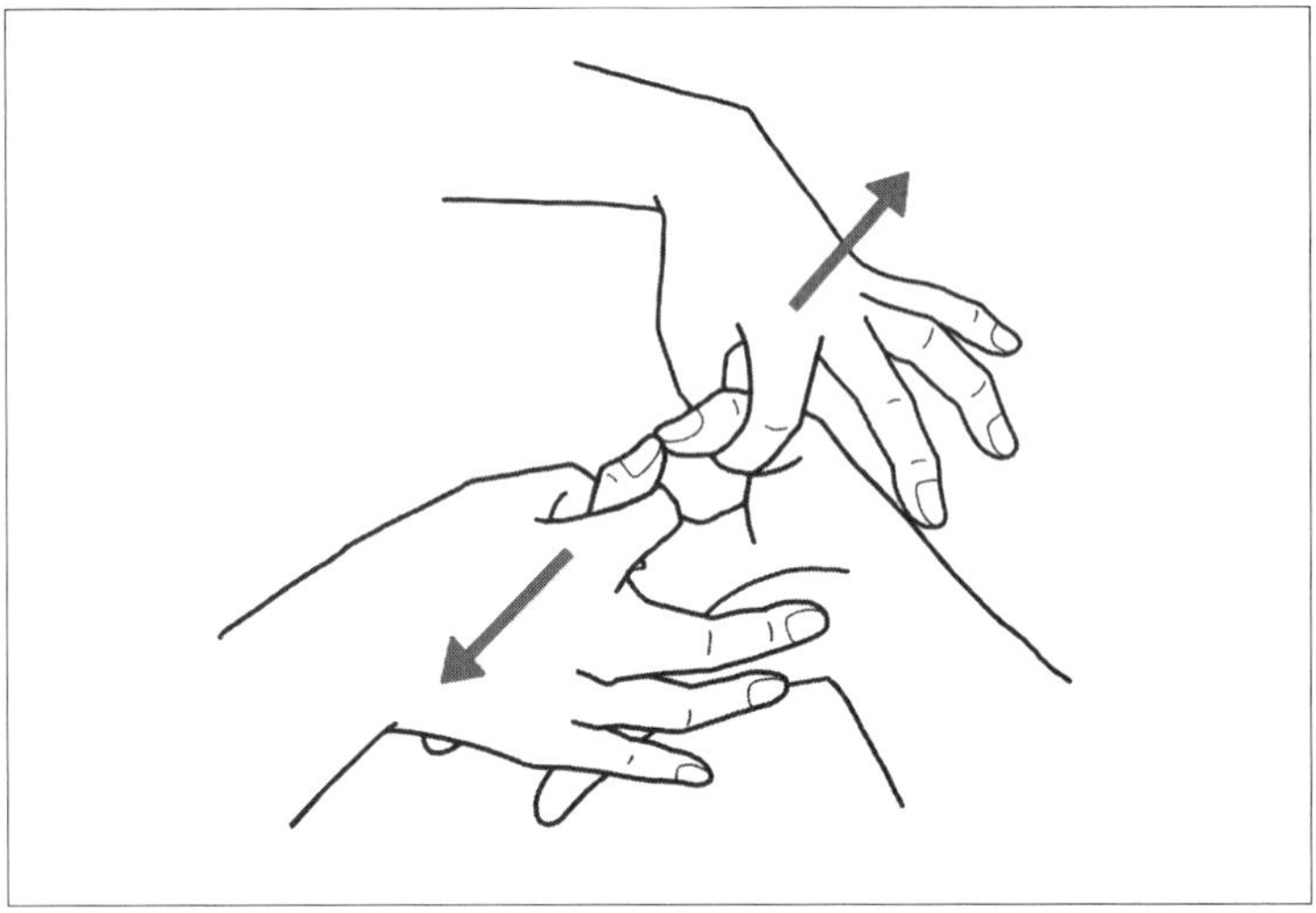

場の波動の乱れは「空間の歪み」を特定し整えることで改善できます。
「空間の歪み」とは、特定の部屋や場所といった物理的な空間を指すのではなく、宇宙全体の空間を意味します。
空間は一次元、二次元、三次元……と続きますが、波動歯科治療では六次元までの空間の歪みを見つけ出して調整します。

空間の歪みを見つける方法

空間の歪みを特定するために用いるのが、O－リングテストです。
患者さんに親指と人差し指でOの形を作ってもらい、その輪を治療者が軽く

【図10】一次元〜四次元の空間イメージ

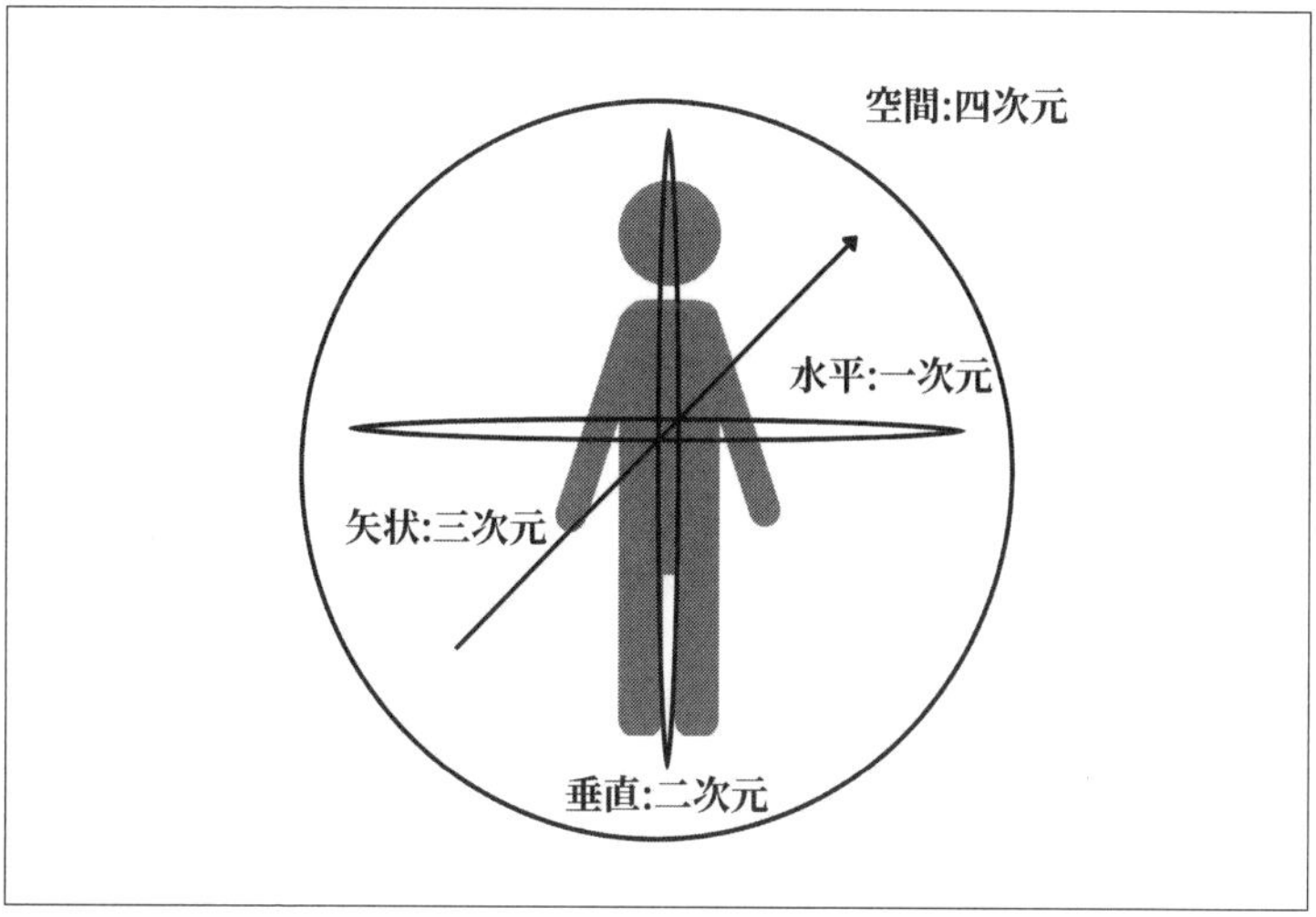

引っ張ります（図9）。

この際、指の輪が開くか閉じるかを確認することで、体に影響を与えるマイナスの波動を探ります（詳しくは77ページ参照）。

一次元は水平空間、二次元は垂直空間、三次元は矢状空間、四次元は患者さんを取り囲む球体の空間をイメージします（図10）。

さらに、五次元、六次元へと範囲を広げていきます。

この範囲は治療者がイメージする空間の大きさ（例えば診察室や野球場）によって異なります。

空間の歪みを整える治療プロセス

一次元から順番に各次元の空間をイメージしながら空間の歪みを特定していきます。そして、特定できた歪みから発せられるマイナスの波動と共鳴している歯を探し出します。

その歯をわずかに削って波動調整（以降、調整研磨）をすることで、場の波動を整えます。

一般相対性理論と空間の歪み

「空間の歪み」という概念は、1915年にアインシュタインが発表した一般相対性理論に基づいています。

この理論では「空間には歪みがあり、時間は絶対ではない」とされ、実際に1915年5月の皆既日食によって空間の歪みが実証されました。

このとき、太陽の後ろにあるはずの星が太陽の横に見えるという観測結果が得られたのです（図11）。

つまりこれが「空間の歪み」の存在です。

【図11】太陽の周りの「空間の歪み」

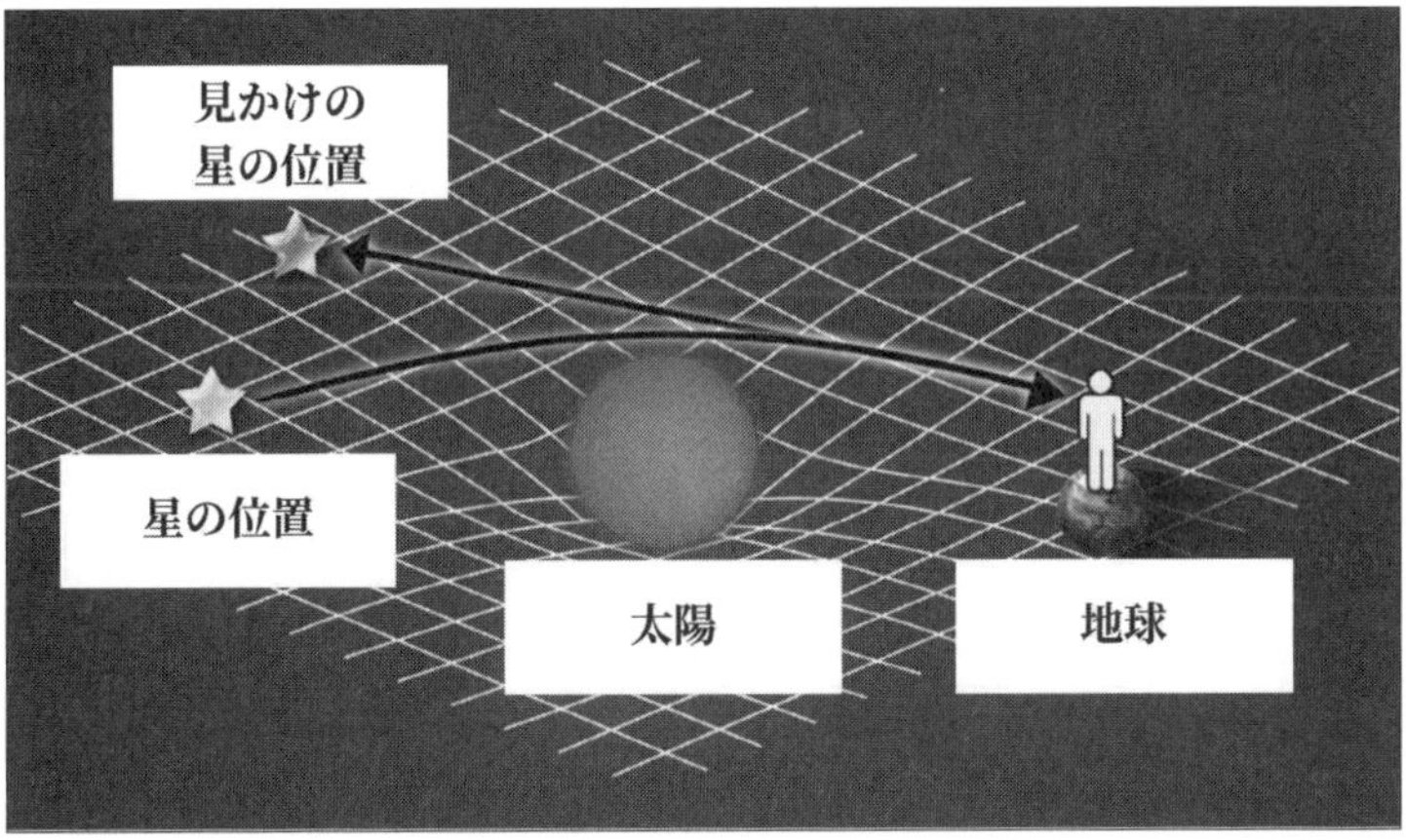

空間の歪みと人間の健康

私たち人間は空間の中で存在しているため、空間の歪みが発するマイナスの波動が歯と共鳴し、関節痛や体調不良となって現れます。

そこでマイナスの波動と共鳴している歯を特定し、その歯を調整研磨して形を変えることで、場の波動を整えます。

波動歯科治療では、こうした波動を特定して調整することで、不調の解消にアプローチします。

家に例える波動歯科治療の考え方

空間の歪みを整えるという考え方は、開けにくいドアを修理することに似ています。

ドアだけを修理しても、家全体を支える柱が傾いていれば再び開けづらくなる可能性があります。その柱を直しても、地盤が傾いていれば同じ問題が繰り返されます。本質的な修理には、家全体を支える地盤の傾きを直す必要があるのです。

波動歯科治療ではこうした全体の調和を重視し、人間が存在する空間＝場の波動を整えることから始めていきます。

アプローチ②「天地人」を繋ぐ

私たち人間は、宇宙空間の中で地球上に存在し、生活しています。つまり、頭上には広大な「宇宙」（天）が広がり、足元には「地球」（地）があり、その間に「自分自身」（人）が存在しています。

健康を目指すためには、この「宇宙」と「地球」と「自分自身」を一本の柱のようにしっかりと繋げることが重要です。まさに「天地人」を繋ぐという考え方です（図12）。

この繋がりを整えることで、宇宙と地球のエネルギーを体全体で受け取ることができ、より良い健康状態が生まれます。

宇宙（天）、地球（地）、そして自分自身（人）を繋ぐ中心軸のような存在を分かりやすく木に例えると、「天地人」は木の幹にあたり、それ以外の部分は枝葉に相当します。この枝葉が本人の主訴であることが多いのです。

【図12】天地人が繋がっている状態

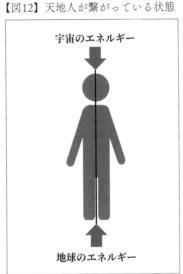

幹を整えることで得られる効果

幹がしっかり整っていない木はグラグラと不安定で、いつ倒れてもおかしくありません。

中心軸となる幹が整った状態で枝葉の治療を行えば、より効果的で治療効果も長続きします。

そのため、何よりもまず中心軸である幹を整えることが最優先です。

実際に私が治療した患者さんの例を見ても、天地人を繋ぐだけで不調の症状の6～7割が軽減されることが多いです。

それほどに「天地人」のバランスは重要なので、この部分が整わなければ、すべての治療が始まらないと言っても過言ではありません。

西洋医学との違い

一方、西洋医学の対症療法では、枝葉にあたる症状を取り除くことに重点を置きます。例えば枝葉ばかりをパチパチと切るように、症状の出ている部分を切除したり投薬をしたりして、一時的に痛みや不調を抑えます。

しかし、幹を含む根本原因が解決されていなければ、時間が経てばまた枝葉が生えてくるように、再び同じ問題が生じてしまいます。枝葉だけを切り取る治療では、本質的な解決には至らないのです。

天地人が繋がるとは？

繰り返しになりますが、宇宙からのエネルギー（天）と地球からのエネルギー（地）を自分自身（人）がしっかり受け取れる状態こそが「天地人」が繋がっている状態です。この状態を作り出すことで身体全体のバランスが整い、不調の根本原因を解消する道が開けます。

では、この「天地人」を繋ぐ状態を作るためにどのような診療を行っているのかを具体的に解説していきましょう。

体幹バランステストで現状をチェック

「天地人」が繋がっている状態とは、宇宙（天）、地球（地）、自分自身（人）が一本の柱のようにしっかりと繋がっていることを意味します。

この繋がりを確認するために行うのが「体幹バランステスト」です。「天」「地」「人」それぞれの手順で確認していきます。

【天】宇宙と繋がっているか

最初の体幹バランステストでは、まず肩甲骨の柔軟性をチェックします。このテストにより、肩甲骨周りの可動域や動きの制限をチェックし、不調の有無を見つけ出します。

テスト方法

患者さんは座った状態で、左右それぞれの腕を次の手順に沿って動かしてもらいます（写真2）。

①腕を前後に動かす（前方↓水平↓後方）

腕を下から前に出し、水平に伸ばしてそのまま後方へ動かす

②腕を横から上に動かす（横↓耳の高さへ）

腕を真横に開き、耳に向かって上へと上げる

③弧を描くように動かす（下↓前↓上）

腕を下から上へ、弧を描くように体の前から動かす

【写真2】天：宇宙との繋がりを確認

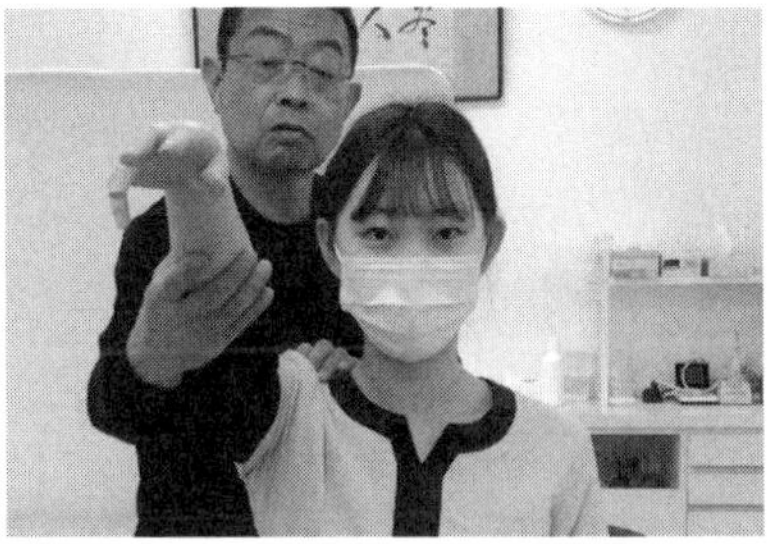

①腕を前後に動かす

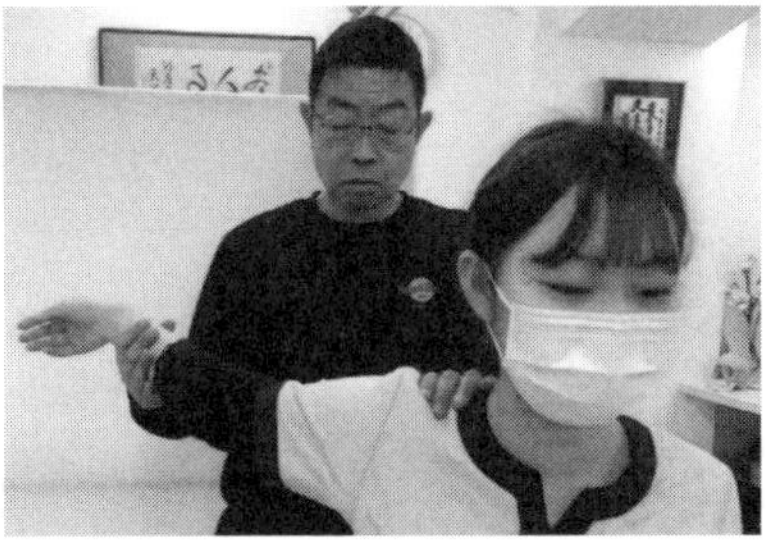

②腕を横から上に動かす

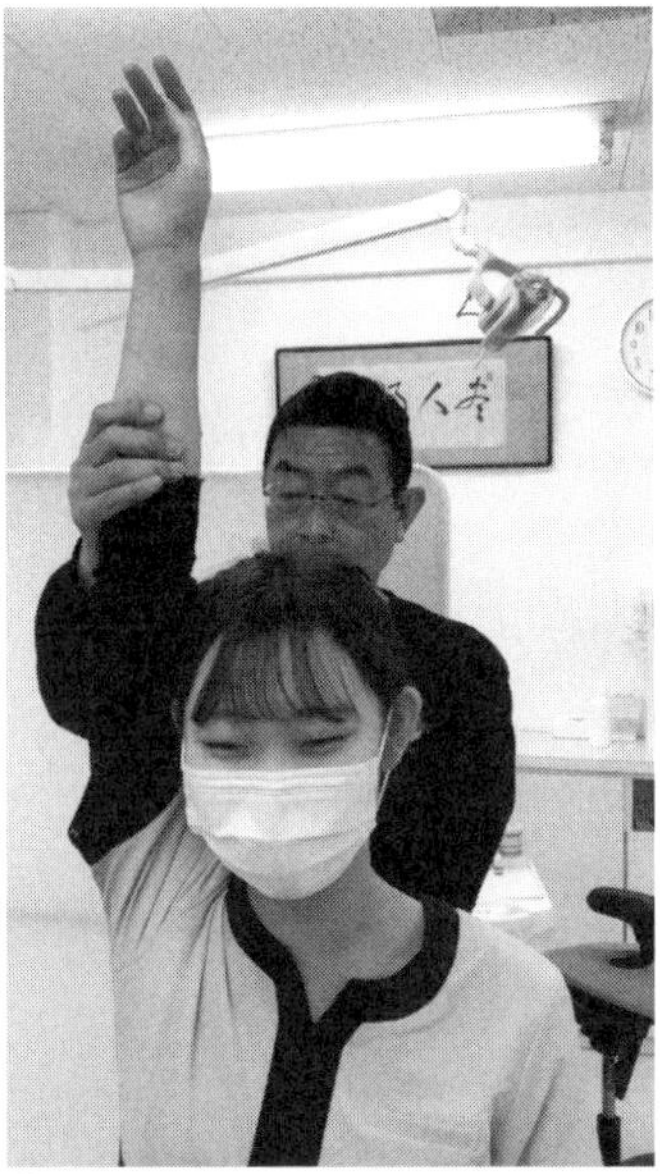

③弧を描くように動かす

何らかの不調がある場合

・腕を後方に動かしにくい
・腕が上がりにくい
・腕を動かすと痛みが伴う

　このテストで肩甲骨周辺の柔軟性や可動域を把握し、問題の根本原因を特定するための指標とします。

【地】地球と繋がっているか

　次に行う体幹バランステストでは、骨盤の安定性をチェックします。

骨盤が安定していれば、しっかりと大地を踏みしめ、地に足が着いた状態を維持できます。いわゆるグラウンディングができているかどうかを確認するテストです。

テスト方法

次の手順で、骨盤の安定性をチェックします（写真3）。

①腰（骨盤）を左右から押す

患者さんは足を肩幅に開き、立った状態で踏ん張る

治療者は、患者さんの腰（骨盤の辺り）を手のひらで左右それぞれから押す

②へその下と仙骨の上を押す

患者さんは足を肩幅に開き、踏ん張った状態を維持する

治療者は、患者さんのへその下部分と仙骨の上部分をそれぞれ手のひらで当てて押す

腕だけで押すのではなく、腰から腕に伝えるような感覚で力を加える

何らかの不調がある場合

・腰を押されるとふらつく
・腰を押されるとしっかり立っていられない

このテストで骨盤の安定性や地球との繋がりを評価し、不調の原因を探ることができます。骨盤の安定性は、身体全体のバランスに直結する重要な要素です。

【人】エネルギーが全身に巡っているか

最後に行う体幹バランステストでは、宇宙（天）と地球（地）のエネルギーをしっかり受け取り、全身に巡っているか、患者さんの身体に十分なエネルギーが満たされているかを確認します。

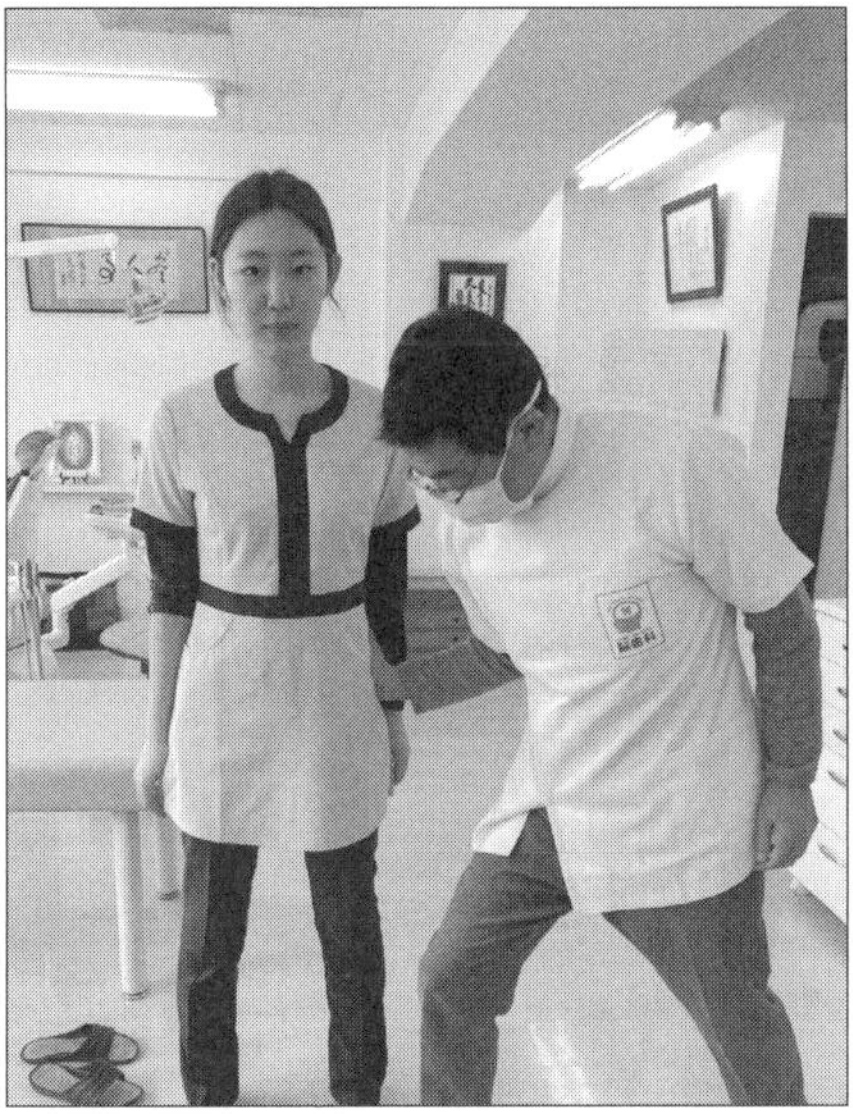
【写真3】地：地球との繋がりを確認

テスト方法

次の手順に沿って、動きがスムーズであり、押されても体が安定しているかを確認します（写真4）。

いずれのテストも左右それぞれチェックします。

①肩の安定性を確認

患者さんは座った状態で、肩を左右それぞれから軽く押す

患者さんは肩を押されても動かないようにしっかりと座る

②仙腸関節の可動域を確認

患者さんを仰向けに寝かせ、足をまっすぐにしたまま上に持ち上げる（SLR Test）

仙腸関節の可動域や硬さを確認する

③足の力量を確認（片方の足を曲げる）

片方の足を90度に折り曲げ、足の付け根（股関節）側に向かって軽く押す

患者さんは足を押されても動かないように力を入れる

④股関節の引っ掛かりを確認

【写真4】人：全身にエネルギーが循環しているかを確認

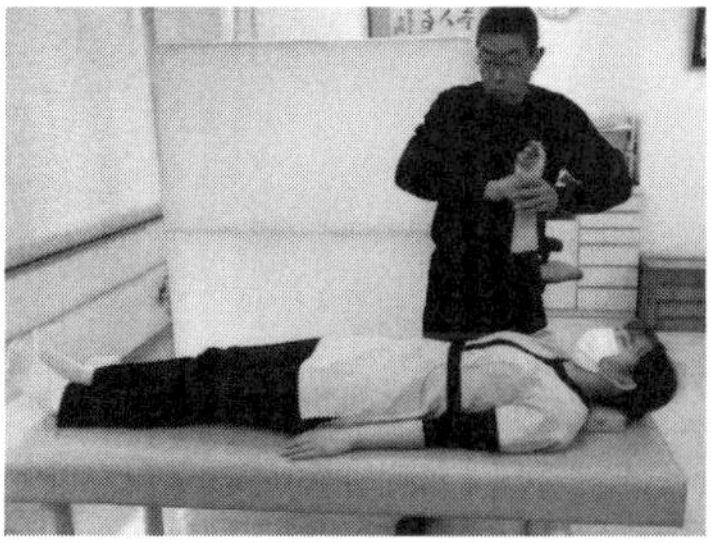

腕の力量を確認

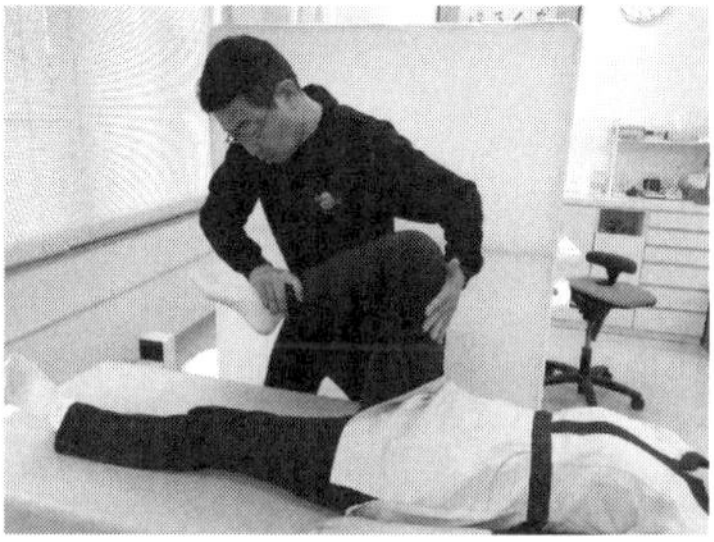

足の力量を確認（片方の足を曲げる）

曲げた足を外側、内側に開くように倒す
股関節に引っ掛かりや違和感がないかを確認する

⑤腕の力量を確認

仰向けのまま腕を垂直に上げ、手首を足元側に軽く押す

患者さんは手首を押されても動かないように腕に力を入れる

何らかの不調がある場合

・肩を押されると、ふらつき倒れそうになる
・足を曲げて押されると、足に力が入らない
・手首を足元側に押されると、腕に力が入らない
・痛みや引っ掛かりがある

このテストで、患者さんの体幹が受け取る天と地のエ

ネルギーが全身に循環しているかを確認することができます。そしてエネルギーの巡りを整えることで、全身の健康が保たれる状態を目指します。

肩甲骨の柔軟性と骨盤の安定性を確認する理由は、それぞれが身体の中心軸である背骨の上部と下部に位置し、全身の安定性に直結する重要な要素だからです。

「背骨の曲がりは万病の元」と言われますが、背骨の曲がりを外力を使って治そうとしても、背骨の上下にある肩甲骨と骨盤が安定していなければ元に戻ってしまいます。肩甲骨は体幹の上部、骨盤は下部を支える役割を担っています。

体幹バランスチェックを行うことで、この中心軸がしっかりと整い、身体全体を安定して支えられているかどうかを把握することができます。

中心軸が安定していることで、全身の動きやエネルギーの流れがスムーズになり、不調の原因を根本から解決する土台を整えることができるのです。

【症例】右股関節に痛みや違和感（30代・女性）

お悩み・症状

長時間の運転（関東から関西）によって右股関節に痛みを感じるようになり、その痛みをかばい続けたことで左股関節にも痛みが出ている。

診断と治療

①体幹バランステストで状態を確認

・股関節の柔軟性、肩甲骨の柔軟性、手足に力が入るかをチェック
・右手と右足の力量がかなり弱く、踏ん張りが効かない状態であることを確認
・症状が股関節の痛みとして現れていることが判明

②原因の特定

・O－リングテストで、上半身と下半身のどちらに主な原因があるのかを診断
・下半身の筋力低下が根本的な原因と判明

③波動歯科治療の実施

・噛み合わせを咬合紙でチェック
・マイナスの波動を出す歯をOーリングテストで特定
※他の歯に触れても体感バランスは崩れないが、特定の歯に触れると全身の力や平衡感覚が低下してしまい体幹にフラつきが出る
・特定した歯の表面を調整研磨して波動を調整

治療後の変化

・一本目の歯の調整研磨で不調の9割が改善
・右手と右足に力が入るようになり、踏ん張って腰を押されてもフラつかなくなる
・違和感のあった右股関節もスムーズに曲げられるように
・残りの1割は開口障害が原因と診断
・マイナスの波動を出す二本目の歯を調整研磨し、波動を調整
・口が指三本分、楽に開くようになる
・体幹バランステストで、右手と右足にしっかりと力が入り、強い力で押されても動じないほど体幹が安定

ご本人談

すごいとしか言いようがありません。歯を少し削っただけで、体感が全然違いました。

実際の様子

20220821藤井塾（脳歯科）デモ② 歯科治療は超繊細！

https://www.youtube.com/watch?v=eZUy0-Ia5BQ

体幹バランステストは脳の反射をみている

体幹バランステストは、単に筋力があるかどうかを確認するものではなく、脳の反射機能も診断しています。「天地人」が繋がっているかどうかを評価する際に、特に脳幹の働きをチェックします。

脳は大きく分けると「大脳」「小脳」「間脳《かんのう》」で構成されています。「大脳」は脳の大部分を占めていて「新皮質」「大脳辺縁系」そして「脳幹」で構成されています（図13）。

体幹バランステストでは、このうち生命維持や反射的な動きに関係する脳幹機能をチェックしています。

大脳を構成する三つの機能についてそれぞれみていきましょう。

【図13】脳の構成について

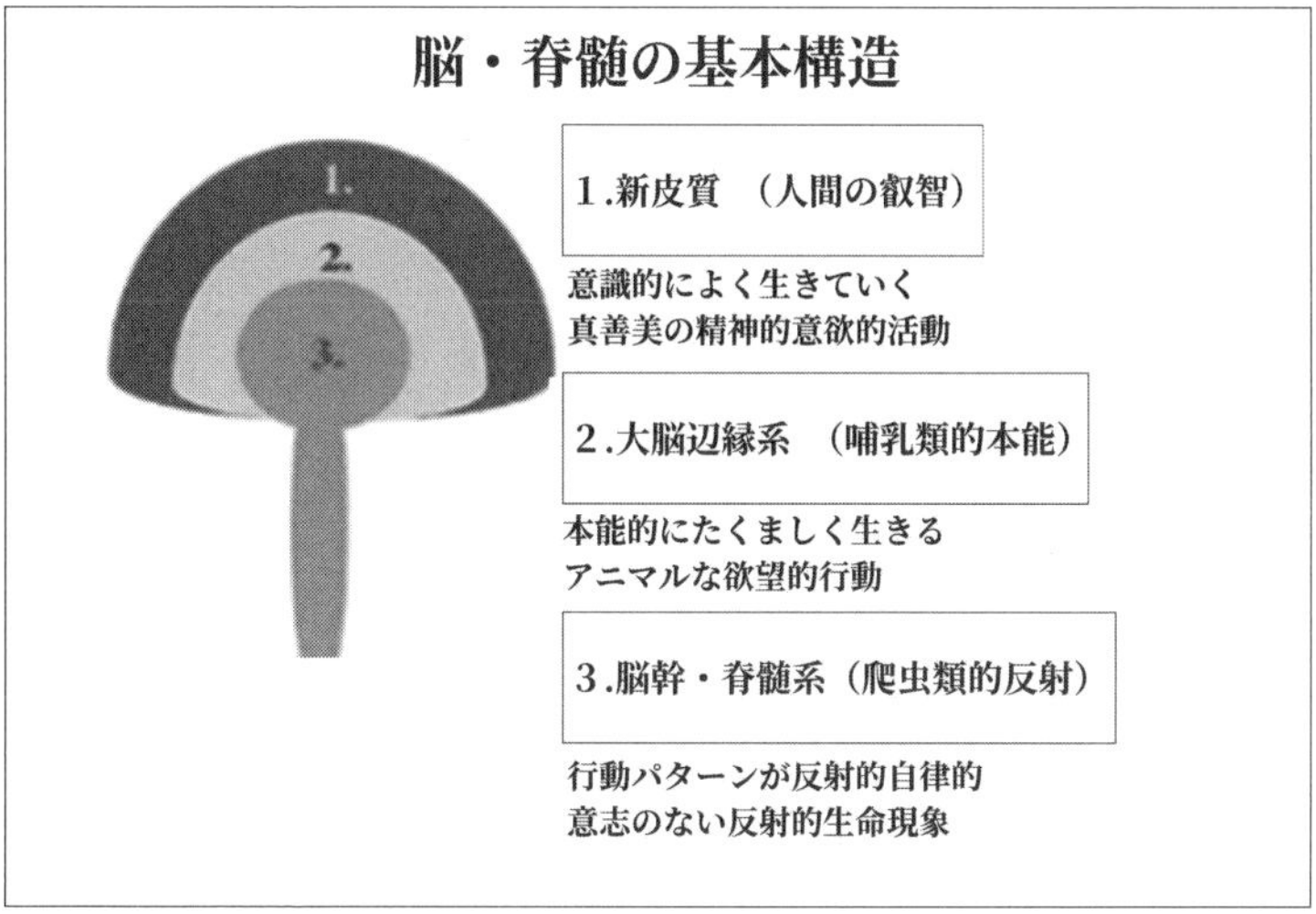

【新皮質】

言語能力、思考力、そして判断力など、高度な意識的活動を司る機能を果たします。視覚、聴覚、触覚、味覚、嗅覚といった五感のコントロールもしています。

【大脳辺縁系】

生存本能や感情を司る部分です。喜怒哀楽の感情や本能的な欲求をコントロールする機能を果たします。

【脳幹・脊髄系】

呼吸、体温調節、ホルモン分泌など、生命維持のための基本的な機能を果たします。意識や意思によるものではなく、反射的な動きを行ったり無意識な働きを担うことから「爬虫類的な脳」や「原始的な脳」などとも言われます。

体幹バランステストでは三つ目の脳幹機能をチェックします。脳幹は、意志とは関係なく自動的な振る舞いをする反射的な動きに関係しています。

脳幹は、中脳、橋《きょう》、延髄の三つから構成されています（図14）。それぞれの特徴は次の通りです。

【中脳】

体の動的バランスを調節します。例えば足元がつまずいた際に、体を瞬時に立て直す反応を司ります。

【橋】

大脳や中脳（上部）と延髄以下（下部）の中継ブリッジの役割を果たします。三叉神経、顔面神経核、聴覚を司る感覚器官となる蝸牛《かぎゅう》神経核が通っています。呼吸調節

【図14】脳幹について

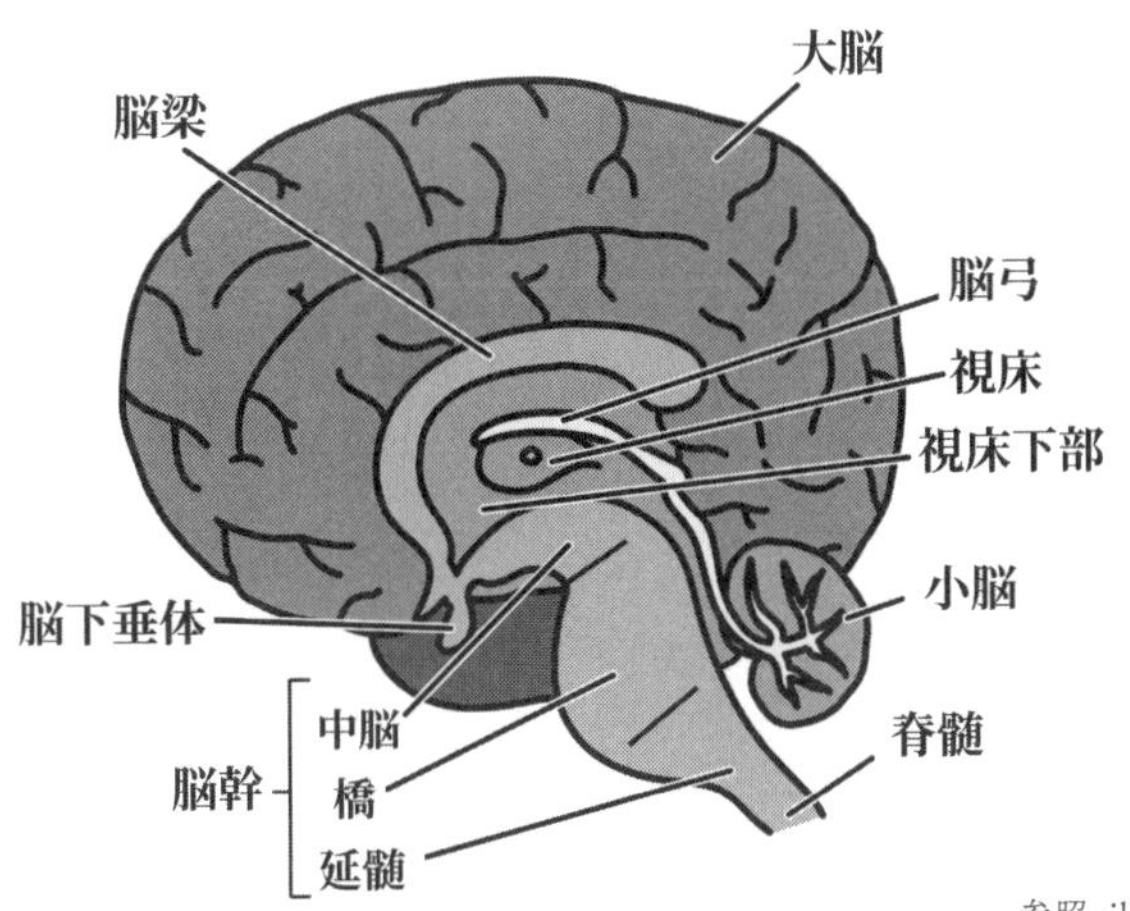

参照 :illustAC

にも関係しています。

【延髄】

呼吸や心拍数を自動的に調節し、生命維持の中枢としての役割を果たします。自律神経を通じ、心臓血管中枢が心臓の動きをコントロールしています。

少し専門的な解説が続きましたが、脳幹は無意識的に生命を支える反射機能を持つ重要な部位です。

体幹バランステストでこれらの反射機能を評価し、患者さんの脳と身体が「天地人」として繋がっているかどうかを診断し、不調やバランスの崩れの根本原因を探ることが可能です。

どの部分が弱いのか、痛みが出ているのか、パワー切れを起こしているのかを確認できたら、次にOーリングテストで、どの歯が原因となっているのかを突き止めます。

次項で詳しく解説します。

アプローチ③「不調の原因」を探る

Oーリングテストは、不調の原因を波動レベルで特定し、患者さんの健康を取り戻すための重要なツールです。

正式名称は「バイデジタル・オーリングテスト（Bi-Digital O-Ring Test）」と呼ばれ、ニューヨーク在住の日本人医師、大村恵昭博士が1981年に発表しました。

この診断法は、患者さんの体が発する波動に共鳴すると指が開くという性質があり、不調の原因を特定するために用います。ちなみに共鳴とは、同じ振動数の音同士が響き合うことです。

音叉の実験を例に挙げると、一方の音叉を鳴らすと同じ周波数の音叉も振動を始め、音を発し出す……ということの自然現象が共鳴です。振動数が一致することで音が空気を介して伝わる様子を学ぶことができます。

不調の原因を特定する流れ

Oーリングテストでは、患者さんの指のOーリング（親指と人差し指で作る輪）を両側から引っ張り、指が開くか開かないかの反応を確認します。不調を引き起こしている歯の波動と共鳴すると、指が開きます。

①歯の波動をチェック

・「体の不調を引き起こしている歯」を特定するために、上の歯、下の歯、右の歯、左の歯など、一カ所ずつOーリングテストを行う

・該当する歯が特定できたら、その歯の表面を調整研磨する

・研磨時間は0・5〜数秒程度、不必要には削らない

②波動の再確認

・調整研磨をした後に再度Oーリングテストを行い、指が開くかどうかを確認する

・改善していれば指は閉じ、まだ開く場合はさらに調整を繰り返す

③治療の終了

・Oーリングテストで指が開かなくなったら治療は終了、体が不調の波動から解放され、正常な状態に戻ったことを示す

※注意点と治療の進め方

Oーリングテストでは、原因を特定して少しずつ波動を調整することで、不調を引き起こしている根本的な要因を取り除いていきます。また、治療のやりすぎを防ぐために、何度も確認を重ねながら慎重に進めます。

Ｏ－リングテスト、三つの方法

Ｏ－リングテストには「直接法」「間接法」「セルフＯ－リング」と三つの方法があります。

【図15】Ｏ－リング（直接法）

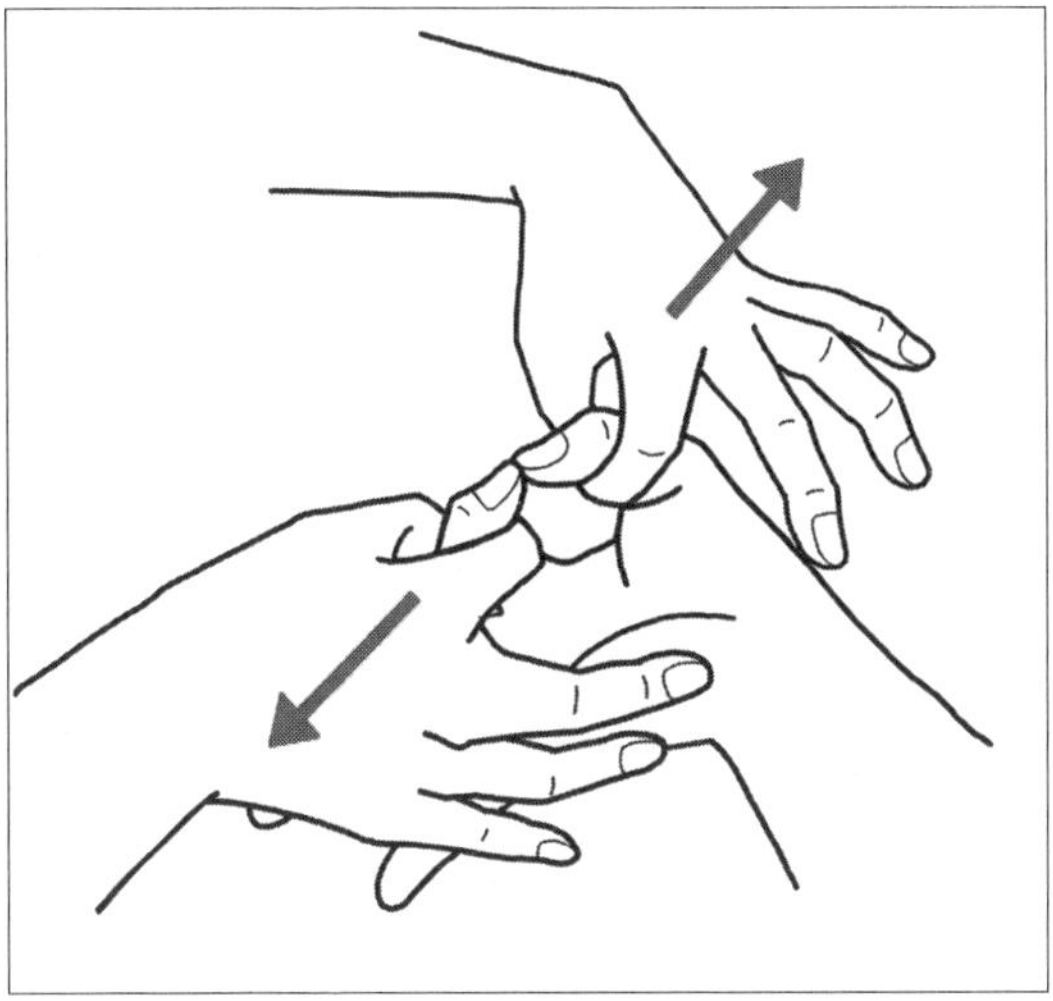

①直接法

患者さんがＯ－リングを作り、治療者がその輪を引っ張り反応を確認します（図15）。患者さん自身の力と治療者の診断によって、波動の共鳴を直接チェックできるシンプルな方法です。

【図16】Oーリング（間接法）

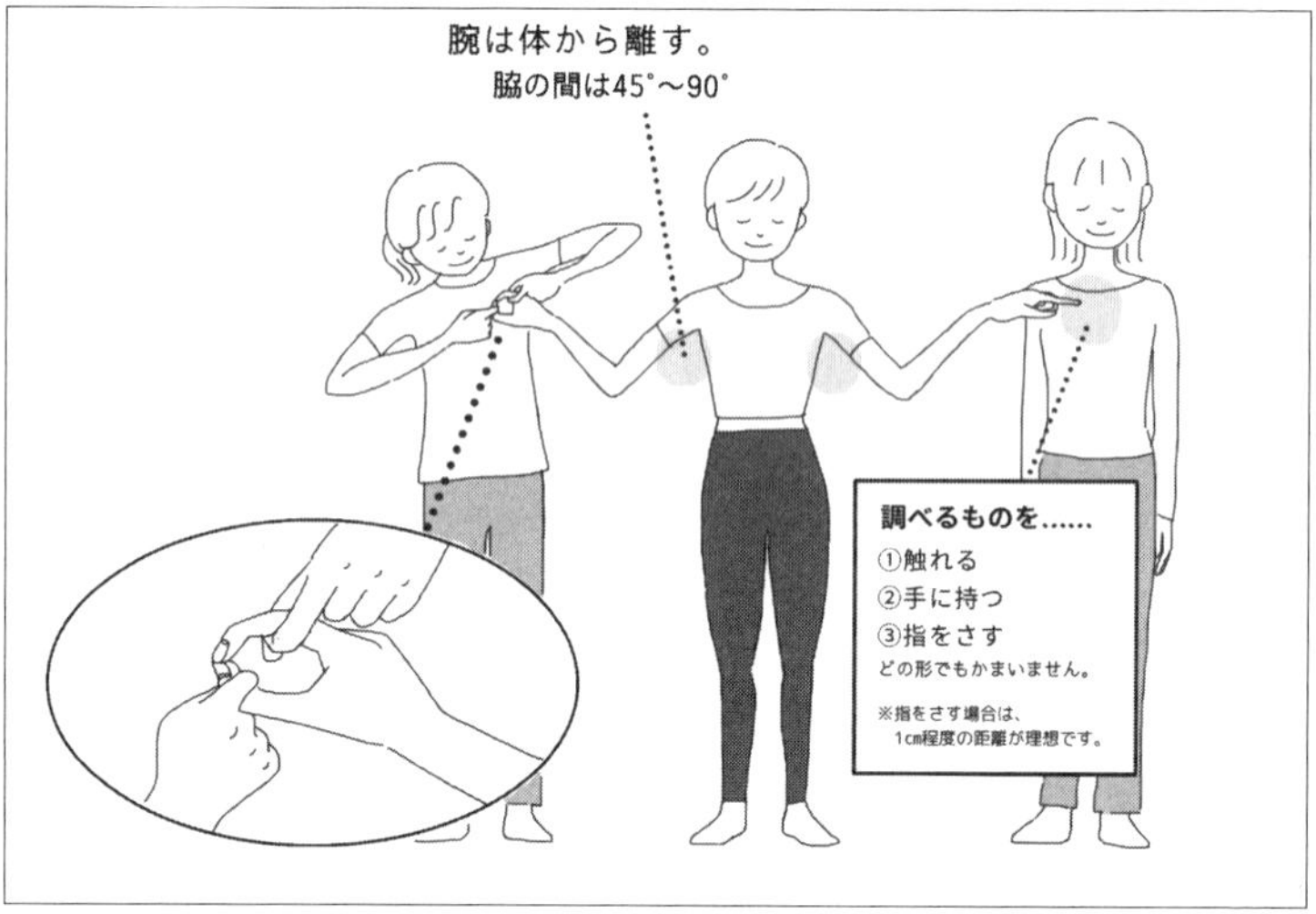
腕は体から離す。
脇の間は45°〜90°
調べるものを……
①触れる
②手に持つ
③指をさす
どの形でもかまいません。
※指をさす場合は、
1cm程度の距離が理想です。

②間接法

第三者を介してチェックする方法です。第三者が一方の手でOーリングを作り、もう一方の手で患者さんの体に触れます。治療者は第三者のOーリングを引っ張り、反応を確認します（図16）。

間接法を使えば、指の力が弱い子どもや高齢者、また寝たきりの方など、直接Oーリングをすることが難しい患者さんに対し、間接的に患者さんの波動を確認することができます。

③セルフOーリング

左右の手指でOーリングを作り、右手のOーリングを左手のOーリングで引っ

【図17】セルフOーリング

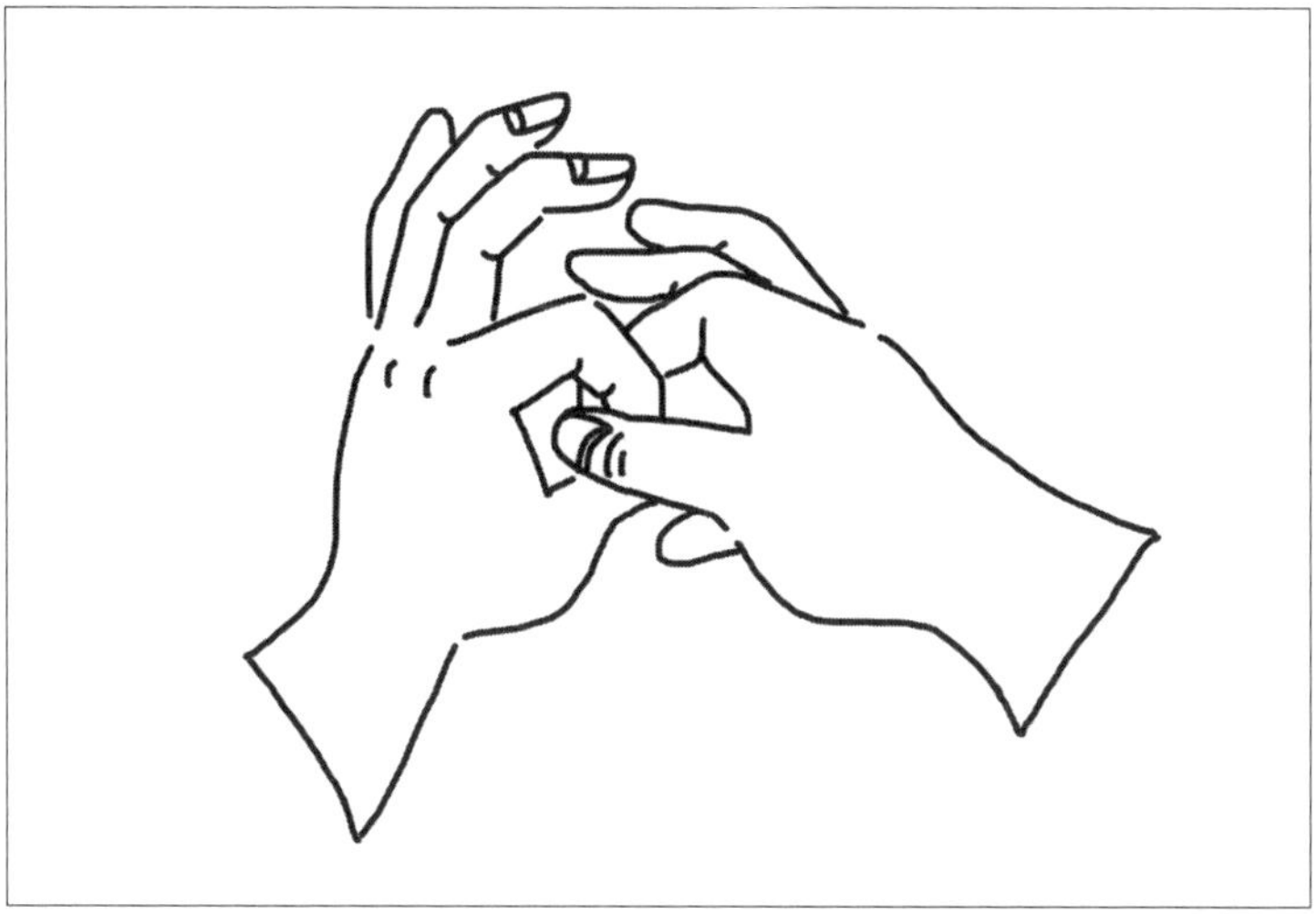

張る方法や、右手のOーリングの輪に左手の親指と人差し指を入れて、両側に開く方法などがあります（図17）。

自分自身で体の反応を感じながら行うことができるので、治療者がいない場合に活用できるセルフチェック法です。

スウェーデンやニュージーランドでは、Oーリングテストが医学部の必須科目として採用されています。

また海外では、およそ40カ国で臨床応用されていると言われていて、医療現場でも広く活用されています。

一方の日本では、Oーリングテストの応用はごく一部の限られた医療機関でのみ実践されているのが現状です。

私は歯科医師なので、Oーリングテストを用いて体の不調と共鳴している歯を特定し、該当する歯を調整研磨して波動調整を行います。

ちなみにマイナスの波動を発している歯が必ずしも虫歯や過去に治療を受けた歯というわけではありません。一部のケースでは、以下のような要因が不調を引き起こしていることもあります。

・歯の突起物が口腔内の頬粘膜を病的に刺激している
・歯と歯が当たる際の音が嫌な波動を発している

Oーリングテストを用いてこれらの問題を特定し、治療を進めていきます。

また、Oーリングテストは医療分野以外にも様々なシーンで応用が効きます。

例えば自分に合った色や香りを特定し、体の調子を整えるための指針にする際にも有効ですし、不調を引き起こしている可能性のある食品を特定し、食生活の改善に役立てることもできます。

Oーリングテストは健康になるためのシンプルかつ実践的な手段として、非常に役立つメソッドです。日常生活の中に積極的に取り入れることで、体調管理や健康促進に役立てることができるのです。

【症例】右膝半月板の手術後に痛みが続く（20代・女性）

お悩み・症状

右膝半月板の手術後、左右の筋肉量の違いから体の歪みを感じるバレリーナ。左半身が下がる感覚があり、バレエの練習が続くと膝に痛みが出てしまう。バレエのポーズで右足を軸にした際、左足が理想の位置まで上がらない。

診断と治療

①体幹バランステトで状態を確認

・上半身に力が入らない
・股関節の硬さが症状の一因と判明

②原因の特定

・波動が乱れている原因を探り、該当する歯を特定

③波動歯科治療の実施

・歯を調整研磨し、波動を調整
・噛み合わせ時に発生する「音」の波動を確認
・マイナスの波動が出ないように調整

治療後の変化

・体の左右のバランスが整ったことを体感
・バレエのポーズで右足を軸にした際、左足が理想の位置まで上がるように改善

ご本人談

左足が上がらないのは「筋肉不足」や「関節が硬い」ことが原因だと思っていました。たった今、左足が簡単に上がるようになって驚いています。体の歪みも感じなくなり、

左右対称になったのが分かります。

実際の様子

ロシアで修行していたバレリーナ

https://www.youtube.com/watch?v=ruhzProUKIc

【症例】足首が痛み、4ヵ月以上曲げられない状態が続いている（50代・女性）

お悩み・症状

ダンス中に右足首を痛め、曲げられない状態が続いている。痛みと違和感が残り、日常生活にも支障が出ている。

診断と治療

①体幹バランステストで状態を確認

・足首の動きを確認し、痛みの状態をチェック

②原因の特定

・Oーリングテストでマイナスの波動を出している歯を特定

③波動歯科治療の実施

・間接法のOーリングテストで歯を少しずつ調整研磨しながら波動を調整

治療後の変化

・右足首の痛みがなくなり、曲げた時の痛みが解消

ご本人談

4ヵ月間ずっと痛くて横座りもできなかったのに……すごい！　嬉しいです。ありが

とうございます。

実際の様子

ズンバで痛めた右足の痛みが4か月間治らない
https://www.youtube.com/watch?v=txTEcEYwkKU&t=11s

波動歯科治療では、体にとってマイナスの波動をプラスの波動へと調整することで、不調の改善を目指します。

例えば歯と歯が当たる際に発生する「音の波動」が、患者さん本人にとって心地悪いものである場合、この音の波動が不調の原因になることがあります。

この場合、波動歯科治療では音の波動を調整し、不快な波動を取り除くことで体調を整えていきます。

単なる噛み合わせの調整にとどまらず、体全体のバランスと調和を重視し、根本的な原因にアプローチしていくのです。

空間の波動が人に与える影響

【図18】オーラと空間の影響

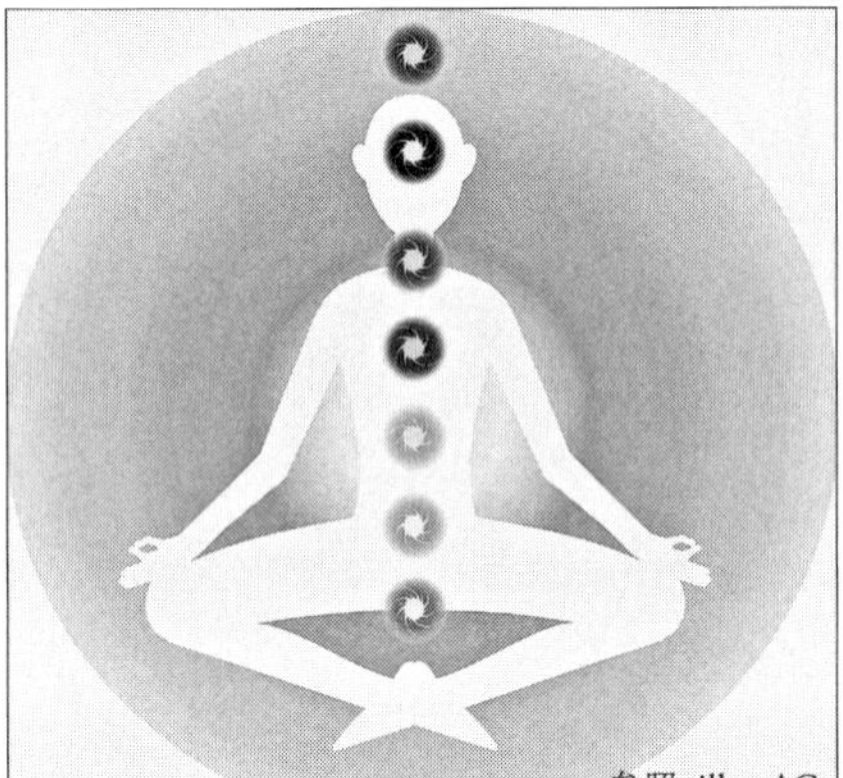

参照 :illustAC

第1章で先述したように「波動」は人からも発せられています。「あの人にはオーラがある」とよく聞きますが、オーラとは、まさにその人が発している波動（または「氣」）です。

私たち人間はオーラをまといながら「場」つまりは「空間」の波動の中で生きています（図18）。そして空間の波動と人の波動は常に相互に影響を与え合っています。

例えば、右目の痙攣や右首が痛む、右側の腕

【図19】座っているAさんの側に立つBさん

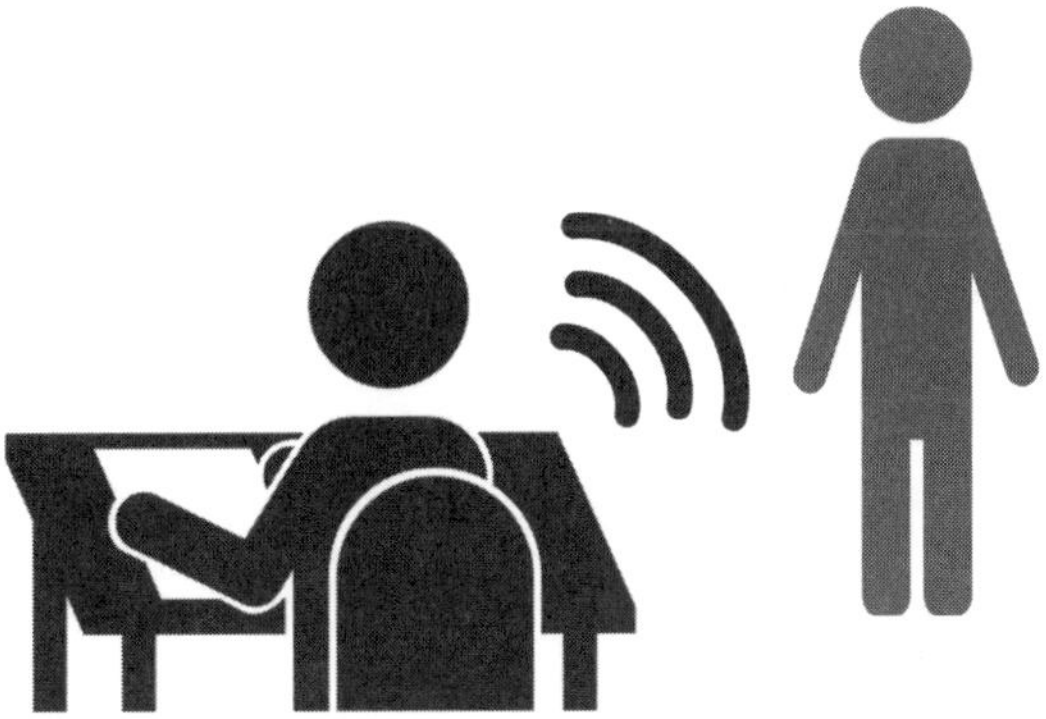

乱れた空間の波動からも、人は影響を受ける

が上がりづらいなど、症状が右側に偏って出ている女性（Aさん）がいたとします。Aさんの左側にBさんが立ち、足を肩幅程度に広げて立つと、横から押されてもビクともしません。

ところがAさんの右側に立ち、横から押されると足元からフラつき倒れそうになります。

つまり、Aさんの右側の空間の波動が乱れていて、Bさんは影響を受けているわけです（図19）。

私たちが健康で快適に過ごすためには、自分自身の波動だけでなく、周囲の空間が持つ波動を整えることが極めて重要であるといえます。

カラーセラピーをご存知の方もいると思いますが、色も波動です。例えば右側からマイナス5の波動が出ているとして、右側にプラス5の波動を持つ色を持ってくるとします。

実際にAさんにその色のマジックを持ってもらうと、痛みのある右腕が上がりやすくなる。もちろん、右側に立つBさんを横から押してもフラつきません。

そしてAさんからマジックを離すと右側の筋肉は硬くなり、右腕がまた上がらなくなってしまいます。

これはカラーセラピーと同じ原理で、その人に合った色を身につけるだけで身体が楽になることを本人が体感として理解できるのです。

いつもこの様子を講演会で披露すると会場が沸くのですが、気になる方は「論より証拠」。機会があればぜひ実際に足を運んで見に来てください。

このように、空間の乱れを整えると体の症状は変わります。これまでも数多くの方々に直接見たり体感したりしてもらいましたが、西洋医学だけを正しいと考える人たちからすれば「オカルトだ！」とこの現象を受け入れることはありません。理解しがたいがゆえ「色や音で病状が改善するわけがない！」と主張するのですが、しかし現象として実際に存在するのです。

どれだけ「オカルトだ」と批判されても、量子力学の研究者からするとあって然るべき事実なので、本来であれば理解の深い物理学者と医学とのコラボで「素晴らしい治療法」として拡散されていくべきです。

波動は隣人にも影響を与える

先述した症例のようにマイナスの波動が出ていると、近くで時間を共にする人もその波動を受けます。そのため、一人が不調になると身近な人も似たような不調に陥ったり、痛みが出たりすることはよくあります。

その顕著な例が、夫婦（パートナー）や親子です（図20）。

【図20】夫婦（パートナー）や親子は影響を与え合う

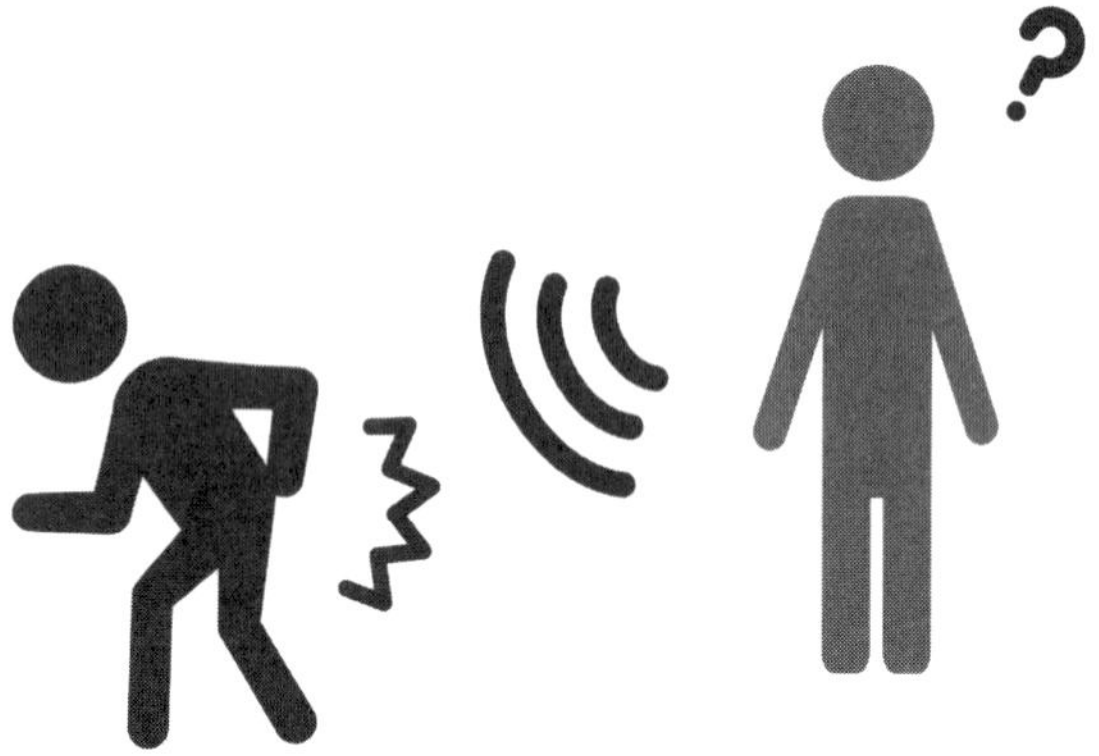
家族やパートナーなど、身近な人間は
気づかぬうちに影響を与え合っている

例えば奥さんが腰痛を訴えている場合、ご本人を診断してもマイナスの波動が見つからないことがあります。

この場合には家族を連れてきてもらうようにお伝えしています。「特に悪いところはない」と思っているご家族が、実は不調の原因を抱えていることがあるのです。

親の調子が乱れていると、子どもの調子も悪くなる……という話はよく聞きますが、その原因の一つが波動にあります。

そして親を波動歯科治療で整えると、同時に子どもの不調が自然と回復するケースは珍しくありません。

親は大人なので、自覚がなかったり大

きく体調を崩すことが少ないのですが、子どもは体が敏感なため、少しでも調子が悪い時にはグズったり痛がったりします。

「子どもの調子が悪い」と新神戸歯科に相談に来る患者さんには、子どもの前にまずは親を診療します。親の波動が整うことで子どもが回復することがあるのです。まさに「親の因果が子に巡る」です。

身近な家族であればあるほど、どちらかの波動治療を行うことでもう一方の不調が改善されます。まるで嘘のような話に聞こえるでしょうが、これが波動歯科治療の特徴であり現実なのです。

【症例】子どもが足を痛がっている（2歳・男の子）

お悩み・症状

2歳の子どもの股関節が十分に開かない状態が続いている

診断と治療

①体幹バランステストで状態を確認

・母親の天地人の繋がりを確認

②原因の特定

・O−リングテストでマイナスの波動を出す母親の歯を特定

③波動歯科治療の実施

・母親の歯を調整研磨して波動を調整

治療後の変化

・母親を治療後、子どもの股関節の可動域が改善

波動歯科治療は距離を超える

波動は近くにいる人同士だけでなく、離れた場所にいても影響し合い、共鳴し合っています。

実際に、夫が波動歯科治療を受けたことで、離れた場所にいる妻の膝痛が治ったという実話があります。

ある年の国際ヨガデーの出来事。ヨガ講師である奥さんが膝に不調を抱えながら、約40km離れた場所で開催されているイベントに参加していました。時を同じくして、新神戸歯科では旦那さんの治療を行っていたのです。

すると、治療直後になんと奥さんの膝の痛みが改善されていたのです。

この現象は、波動医学が持つ可能性を改めて考えるきっかけになるのではないでしょうか。

西洋医学では不調の出ている部分だけを治療して、治らない場合には他の治療や手術を行います。本来であれば切らなくてもいい部分にメスを入れ、飲まなくてもいい薬を飲み続け、受けなくてもいい治療を長年にわたり受け続けている方もいるかもしれません。

波動歯科治療では、目に見えない深い繫がりを考慮することで無駄な処置を避け、根本的な改善を目指すことができます。

【症例】山岳救助訓練時に足首をひねり、痛みが続く（30代・女性）

お悩み・症状

山岳救助訓練時に右足首の靭帯を損傷、その後も痛みが続く

診断と治療

①体幹バランステストで状態を確認

・腰を押すと、足元がフラつく

・左右の足の可動域や硬さを確認
・装着しているインビザライン（マウスピース型の透明な矯正装置）を外す
・腰を押すと、同様に足元がフラつき不安定

②原因の特定

・インビザラインのマイナス波動を出している部分を特定

③波動歯科治療の実施

・調整研磨して波動を調整
・インビザラインを治療机に置いておく
・腰を左右から押しても、フラつかない
※インビザラインはまだ装着していない
・足の可動域は左右ともに柔軟になる
・右足首に残る痛みを確認
・インビザラインを調整研磨して波動を調整

・右足首の痛みがなくなったことを確認
・インビザラインを装着

治療後の変化

インビザラインの波動調整後、口の中に入れる前に足元のフラつきがなくなり体が安定。股関節の柔軟性が明らかに改善される。さらに微調整を行ったことで口の中にインビザラインを戻す前に足首の痛みが全くなくなる。インビザラインを口の中に戻すと歩いても痛みがなく体も軽い。患者さんの歯は調整研磨することなく治療は完了。

ご本人談

体が安定したことが明らかに分かりました。気になっていた足首の痛みは完全になくなり、インビザラインが軽く感じます。全然違う、本当に楽に歩けます。

実際の様子

足首靭帯損傷をインピザの調整で治療

https://www.youtube.com/watch?v=hZAFdrF88M0

入れ歯が合わないと訴える患者さんには、まず入れ歯を外してもらってマイナスの波動を出している部分を特定します。そして入れ歯の波動を調整研磨によって調整します。

この時点で、調整済みの入れ歯をまだ口の中に戻していないのに患者さんの症状がすでに改善してしまうという摩訶不思議な現象が起きるのは一体なぜなのでしょうか。

理由は「入れ歯も波動を出しているから」です。入れ歯から発せられる波動を調整研磨することで、共鳴していた患者さん自身の波動も変わるため、入れ歯を口に戻さなくても不調は消えてしまうのです。

一方の西洋医学では「入れ歯を入れると身体が変わることはあるだろうが、入れ歯を入れないと体の変化は絶対に起こらない」という考え方が前提にあります。

そのため入れ歯を口に戻す前に患者さんの痛みが治り出したり、物理的な接触がなくても不調が改善するという現象が受け入れられることはありません。

波動歯科治療では入れ歯、自分の歯、過去に治療した歯（詰め物や被せ物）など、どのような歯であっても治療対象になりえます。

【症例】長年、入れ歯が合わないままの生活で毎日がつらい（30代・男性）

お悩み・症状

入れ歯にずっと違和感があり、常に外したくて仕方がない。でも前歯がないと見栄えが悪いため、仕方なく人前では入れ歯を入れながら毎日を過ごしている。

診断と治療

①体幹バランステストで状態を確認

・前屈と後屈で体の柔軟性を確認

・前屈ではふくらはぎが痛み、後屈では腰が激しく痛む

②原因の特定

・入れ歯を外し、マイナスの波動を発している箇所を特定

③波動歯科治療の実施

・室内で入れ歯を削ると削りカスで部屋が汚れるので、室外に出て入れ歯を調整研磨
・調整研磨中、すでに前屈が深く曲がるように

治療後の変化

調整後の入れ歯を口に戻した瞬間、違和感のなさに感動し、あまりの嬉しさに泣けてくる。これまで「異物」と認識していた入れ歯を「身体の一部」として認識するように。

ご本人談

喋りやすさに感動です。なにこれ、有難うございます。外したくて仕方のなかった入れ歯が入った瞬間に体と一体化しているのが分かる。涙が止まりません。

「安全な治療」を目指すための予知サイン

おさらいですが、波動歯科治療では体幹バランステストとO－リングテストを応用し、不調と共鳴する歯や義歯を特定してその波動を調整します。ここでいう調整とは、歯の表面をわずかに磨く程度、身体に対して外科的な処置は一切行いません。

しかし、万が一特定する歯を間違えてしまったら……という可能性も全くゼロではないでしょう。このようなリスクはO－リングテストの「Goサイン」で防ぐことができます。

マイナスの波動を出す歯に対して「この歯ですか？」と問うと、患者さんのO－リングは開きます。原因の歯を特定できたら、次に治療したことをイメージします。O－リングがしっかり閉じれば、それが治療の「予知サイン」となります。

このサインによって安全かつ確実性が高まり、また不必要な治療を防ぐことができるのです。O－リングテストによる診断は、非常に重要な役割を果たします。

例えば、膝が痛い患者さんのＯ－リングテストでは、マイナスの波動を出す歯を特定したときに患者さんのＯ－リングが開きます。そこで、治療者が患者さんの膝痛が治ったイメージをすると波動が一瞬で伝わって、Ｏ－リングがしっかり閉まるという現象が起こります。

治療していることをイメージすることは、治療者の意識が未来に向かうということです。これも波動歯科治療のメソッドの一つと言えます（図21）。

なぜ波動治療では医師がイメージしただけで患者さんの症状が緩和されるのか。それは第1章のコラムで触れた「特殊相対性理論」で説明がつきます。

アインシュタインの唱えた「特殊相対性理論」では、時間は一定ではないとお伝えしました。波動は光並みの速いスピードで伝わるため、人の意識（人から放たれる波動）も光並みの速さで伝わるのです。

治療している意識を飛ばしたうえで入れ歯の波動を調整することができれば、調整された入れ歯を口の中に入れなくても患者さんの症状は改善するという現象が起きるのも、この理論があるからです。

【図21】波動歯科治療のメソッド

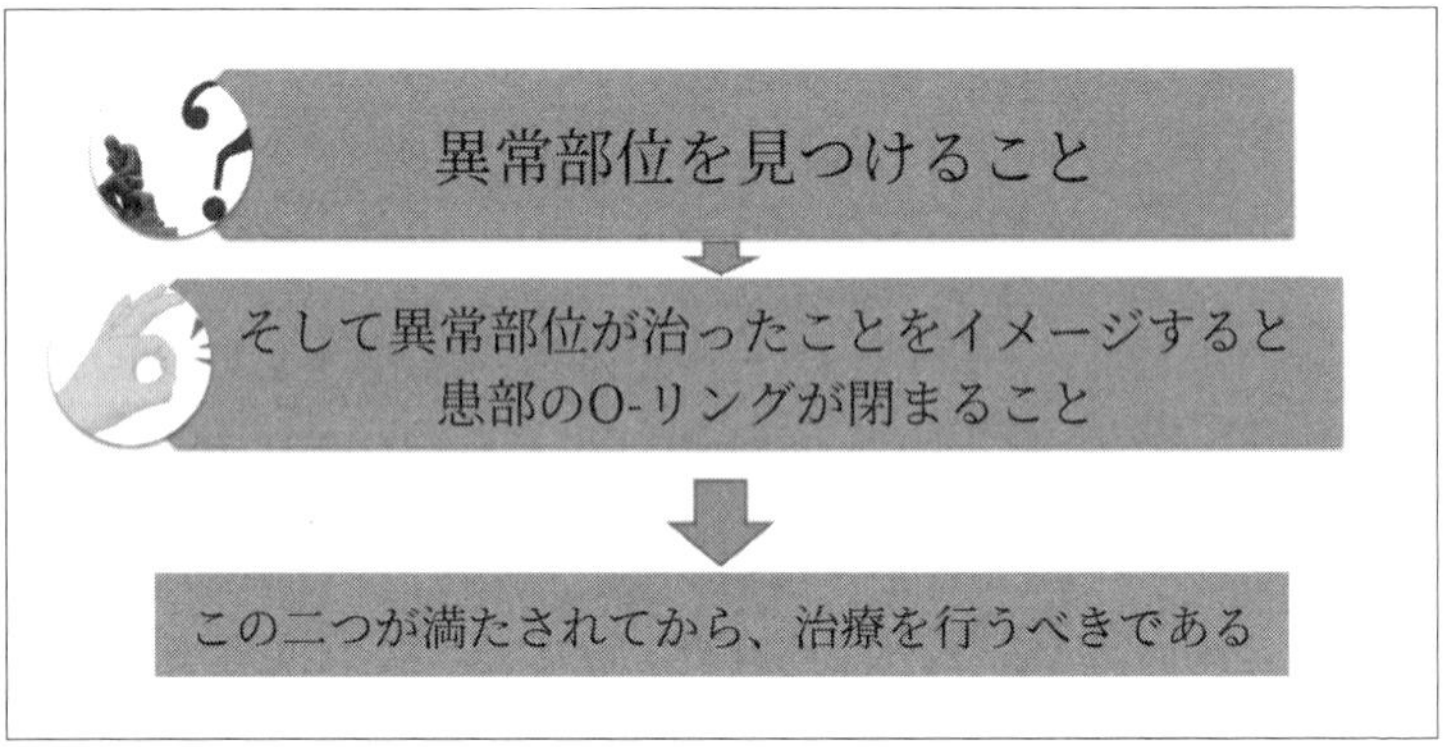
異常部位を見つけること
そして異常部位が治ったことをイメージすると
患部のO-リングが閉まること
この二つが満たされてから、治療を行うべきである

ちなみに、医師から出る波動もまた患者さんに伝わりますから、医師が患者さんに対して「心から治ってほしい」という気持ちがあるかないかで患者さんの未来は大きく変わります。

気持ちを持たないロボットが医師の場合は話が変わってきますが、まさに医師選びも寿命のうち。不調や病気を改善するための医師選びは非常に重要です。

「抗生剤が細菌を殺すから病気が改善する」は本当か？

古代ギリシャの医聖ヒポクラテスは「歯を抜いたら膝の痛みが治った」と記しています。たしかに細菌が繁殖した歯を抜くと膝の痛みがなくなる理屈は理解できます。西洋医学では、細菌が血流に乗って体内に広がり身体の局所に病巣を発生させる病巣感染リスクを防ぐため、抗生剤を用いることが一般的です。

しかし、痛みや病気の根本原因は本当に局所に届いた細菌だけなのでしょうか？

実際のところ、症状に大きな影響を与えている原因は「波動」であるケースも多いのです。例えば口の中に病的波動が発生し、その波動が腰や膝といった別の場所に届いてしまっているケースは多々あります。

【症例】肩インピンジメント症候群（40代・女性）

お悩み・症状

右肩に痛みがあり、腕がほとんど上がらない
神経ブロック注射を二度受け、その時には痛みは取れるが腕は変わらず上がらない

診断と治療

・CT検査をすると右上の歯が割れていることが判明
・抗生物質を右頬に当てると、痛みはあるが右腕が上がる
・抗生物質を右頬から離すと、痛みに耐えられず右腕が下がる
・割れている第二小臼歯を抜く

治療後の変化

・右腕がスムーズに上がるように

実際の様子

Shoulder impingement syndrome and dental treatment
https://www.youtube.com/watch?v=mdM2eilSO4g&app=desktop

【症例】椎間板ヘルニアで歩くのも困難（40代・女性）

お悩み・症状

腰の激痛によって腰が曲がり、前かがみの姿勢になって歩行困難な状態
病院では椎間板ヘルニアと診断される

診断と治療

・漢方薬を患者さんの背中に貼付

治療後の変化

・漢方薬を背中に貼った直後から腰が自然に真っすぐに伸び、痛みが軽減
・漢方薬を体から離すと、再び前かがみになり腰の痛みが再発する

ご本人談

漢方薬を背中に貼ると痛みが改善し、自然と背中が反って伸びます。

実際の様子

症例17　漢方薬を近づけただけで腰痛が軽快
https://www.youtube.com/watch?v=uZHp0o8Gyzg

【症例】ヘルニアを患い、首や腰が痛い（40代・女性）

お悩み・症状

虫歯の細菌が神経を経由して歯の根部分に入り込み、歯槽骨に病巣を作っている

診断と治療

・虫歯の細菌が首の痛みの原因となっているのかを確認
・抗生剤を頬に貼付すると、首がスッと回るように
・痛みの原因となっている病巣に嫌気性菌が嫌がる酸素を供給することで、細菌の活性を抑制

治療後の変化

・首の痛みが消え、楽に回るようになる

ご本人談

楽。全然痛くありません。

実際の様子

Neck pain because of apical periodontitis

https://www.youtube.com/watch?v=sq25CGcGY4I

治るも治らないも思い込み次第!?

1928年、イギリスの細菌学者アレクサンダー・フレミングが世界初の抗生物質「ペニシリン」を発見しました。ペニシリンは肺炎、発熱、敗血症といった感染症の治療薬として使用され、世界中の人々の命を救ってきました。

ところが先に挙げた症例のように「なぜ抗生剤を飲まず、頬に貼るだけで症状が改善するのか?」「飲んだ抗生剤が血流に乗り、細菌の増殖を抑えて患者さんの症状が楽になるのは本当なのか?」という疑問が残ります。

通常、薬の効果を検証するためには、新薬とプラセボ偽薬のランダム化試験（研究の対象者をランダムにグループ分けして双方の効果を検証する比較研究）が行われています。

しかし、そもそも新薬と偽薬を実際に飲んで比較研究をする以前に、飲まずに効く可能性を探る研究も必要だと思うのです。なぜなら抗生剤を頬に貼っただけで首が回るようになった症例のように「飲まずに肌に貼る」「飲まずに近くに置く」だけでも効果が出ることがあるからです。

北欧や北ロシアでは、風邪やインフルエンザなどの治療や予防にニンニクをネックレスのようにつなげて首にぶらさげる習慣があります。昔ペストが大流行したときには、マスクやポケットにバラの花びらをつめて予防したそうです。

また、日本でもフグの中毒に当たったときには当人を海岸の砂浜に埋めて改善させたそうです。肌かぶれや虫よけに効果があると言われ、今でもウコンで染めた洋服を子どもに着させる習慣や、病気の人には紫のはちまきを頭に巻くと良いという言い伝えもあります。

ところが今の西洋医学では「薬は飲まなければ絶対に効かない」という前提があります。この前提は誤りです。被験者を薬を飲んだグループと飲まなかった、あるいは偽薬を飲んだグループの二つに分けて比較するのではなく、薬を飲まずに体に近づけたグループも加えるべきなのです。

もしもこれが「飲まなくても効くよ」という概念になれば、薬の評価基準は完全に変わったものになるはずです。

実際の様子

Criticism of EBM（Evidence Based Medicine）

https://www.youtube.com/watch?v=SscNNlfgfaU

「病は気から」は本当か？

量子力学や波動についての理解が深まれば、気持ちが病を引き起こし、または気持ちが病を治す可能性は十分にありえると理解ができます。なぜなら人の意識や感情からも波動は出ていて、その波動が体に影響を及ぼすからです。

「プラセボ効果」という言葉をご存知でしょうか。患者さんにプラセボ薬（効果や副作用の無いタブレット、以降では分かりやすく〝偽薬〟とする）を薬だと思って飲んでもらうと、症状が改善されたり治ったりすることがあります。

余談ですが、私はプラセボ効果を応用した治療は素晴らしい治療であると高く評価しています。なぜなら偽薬には有効成分が含まれていないため、副作用を防ぐことができるという大きなメリットがあるからです。つまり、良い思い込みは良い結果をもたらすのです。

また反対に、偽薬を飲んだ患者さんに副作用が出ることもあります。この現象は「ノーシーボ効果」と呼ばれ、薬に成分が一切含まれていなくても「副作用が出るかもしれない」という不安や思い込みによって本当に副作用が出てしまう現象です。悪い思い込みもまた悪い結果をもたらすのです。

「壺は怪しい」は本当か？

「この壺を買ったら病気が治りますよ」と売りつけようとするのは霊感商法とも呼ばれ、社会悪とされていますが、波動治療の観点から見ると「絶対にありえない」とは断言できません。

なぜなら壺からプラスの波動が出ていれば、病気が改善する可能性があるからです。その壺がプラスの波動を出しているかどうかは、壺に触れて「この壺は私に良い影響を与えますか」と問いかけながらOーリングテストをすれば分かります。Oーリングが閉じればあなたにとってプラスの波動、開けばマイナスの波動です。

壺だけではなく石や絵画、ブレスレットやネックレスなど「これを身につけていれば良いことがある」と言われるものは世の中にたくさんありますが、これらも効果がないとは言い切れません。批判される理由は病気の悩みにつけ込んで、高い値段で売りつけようとするからだと思います。神社で売られている健康祈願のお札やお守りは批判されません。

いずれにしても、正解はあなたに合う波動が出ているかどうか、それ次第なのです。

波動歯科治療の奇跡

波動は目に見えないがゆえに「スピリチュアルなもの」として語られることがよくあります。

「スピリチュアル（Spiritual）」とは、物質的で目に見えるもの、実際に触れることのできるものと対比して「心」「魂」「意識」「オーラ」「エネルギー」など、目には見えず、また実際に触れることのできないものを指す言葉として使われています。日本語では「精神的な」とも訳されます。

実際に、1948年に発効されたWHO（世界保健機構）の憲章では「健康」を定義した一文に、以下のような内容が含まれています。

健康とは、病気でないとか、弱っていないということではなく、肉体的にも、精神的にも、そして社会的にも、すべてが満たされた状態にあることをいいます。

（ＷＨＯ憲章前文より一部抜粋。日本ＷＨＯ協会訳）

Health is a state of complete physical, mental and social well-being and not merely the absence of disease or infirmity.

１９９８には憲章内容に一部見直しが行われ、健康の定義に「Spiritual」と「Dynamic」という言葉を追加するかどうかが議論に取り上げられました。

健康とは、完全な肉体的（physical）、精神的（mental）、Spiritual及び社会的（social）福祉のDynamicな状態であり、単に疾病又は病弱の存在しないことではない。

Health is a dynamic state of complete physical, mental, spiritual and social well-being and not merely the absence of disease or infirmity.

結果的に採択には至りませんでしたが、ＷＨＯ憲章の中で議論に取り上げられるほ

ど重要視されている「Spiritual」。つまり、健康とは単に身体的なものだけでなく、精神的（spiritual）にも不調のない状態を目指す必要があるということです。

mentalもspiritualも精神的と訳せるなら、なぜわざわざspiritualを加えようとしたのか？　ここでは深くは述べません。

肉体的に多少の不備があったとしても、心や魂などの精神的な部分が安定していれば、重度の病気や不調といった症状を避けられるケースも多くあるのです。

それならば西洋医学における投薬や手術などの治療に先立ち、スピリチュアルの安定を行うべきです。人体のオーラが整っているということは、健康であることの条件の一つなのです。

例えば水槽の中にいる金魚の元気がなくなっているとします。さて、あなたならどうしますか？　金魚を取り出して、注射をしたり薬を飲ませたりするでしょうか。

まずは、金魚鉢の水を入れ替えるでしょう（写真5）。金魚の生きる空間を変える＝きれいな水に換えることで、金魚はまた元気になります。

場の波動を整えるとは、まさに金魚鉢の水を換えることと同義です。

実際に、手術の前に新神戸歯科に来院して波動歯科治療を受け、場を整えたら、手

【写真5】金魚が生きる空間の違い

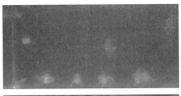

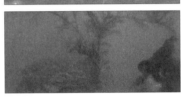

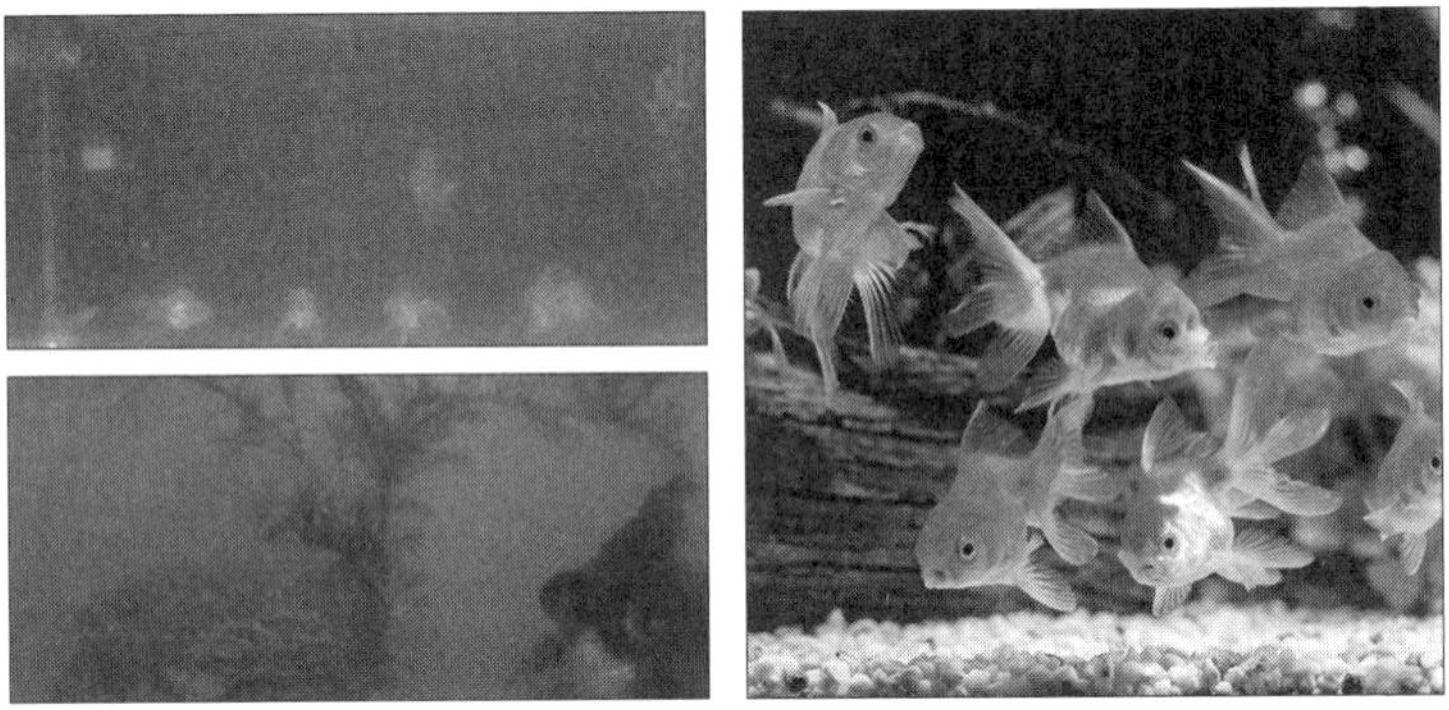

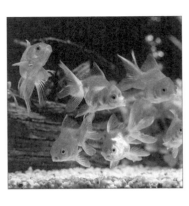

術をしなくて済んだ患者さんが数名います。

ある患者さんは、自転車で溝に突っ込んでしまって肩の腱を痛めていたのですが、「手術をしたくない」と歯の波動を治療したところ、その場で肩の痛みが取れてしまいました。

また別の方は片眼がうまく動かなくなってしまい、眼球を動かす筋肉を切る手術をすることになっていました。手術の前日に来院されて波動歯科治療をしたところ、眼が動くようになって手術は不要になりました。

他にも、痛みから片腕が上がらず「もういっそのこと腕を切り落としてしまいたい……」と嘆くほどの状態だった患者さん。「首の手術をしましょう」と病院から言われ、たまたま手術の前日に歯の被せ物が取れたので、再着のために来院された際、同時に噛み合わせを治すと、その場で痛み症状が改善。急遽翌日の手術を中止し、何度か歯の治療を繰り返していると「もう治ったとしか言いようがない」と主治医に言われたそうです。

繰り返しますが、不調を患っているということは波動の乱れが起きているというサインです。そして原因となる波動を患者さん自身が受け取っているという理屈です。

レントゲン撮影やＣＴ検査では異常な波動を見つけられなくても、Ｏ－リングテストであれば見つけることができます。まさに波動とは、体の不具合の原因を教えてくれる宇宙の叡智なのです。

Column

量子力学の概念「光は粒子なのか、波なのか」

夜空を見上げれば星が輝いていて、その光は宇宙から届いています。光とは粒子なのか波なのか？　この論争は17世紀にアイザック・ニュートンとクリスティアーン・ホイヘンスにより始まりました。

ニュートンは「光とは粒子の集まりである」と唱え、ホイヘンスは「光は波である」と主張。当時の結論では、物理学の権威として君臨していたニュートンが圧勝、「光は粒子の集まりである」という結論に至ります。

その後の18世紀、有名なイギリスの化学者マイケル・ファラデーは、コイルに棒磁石を入れると電流が発生することを発見しました。電流が発生すると磁力が働く。磁力のある部分に磁石を入れると電流が発生する。この原理を活用しているのが発電です。

また、電気と磁力は互いに独立しておらず、必ず二つセットで常に一緒であるということで「電磁波」が発見されました。この電磁波のスピードを調べると、光と全く同じ速さであることが判明し「光＝電磁波である」という発見もされたのです。

電磁波は、媒体なしに宇宙のような真空でも飛んでくることができる。つまり、星の光は目に見えるということに繋がったわけです。

この結果から「光は粒子なのか、波なのか」という論争の結論は「光は粒子でもあり、また波でもある」ということが判明しました。

その後「20世紀最高の美しい実験」としてトーマス・ヤング博士の提唱が注目を浴びます。

量子は粒子と波の性質を併せ持っているとされ、その性質を解明するために行われたのが「二重スリット実験」です。

二つのスリットを入れた壁に光を照射した時に、スクリーンには一体何が映るのか……。ニュートンの提唱したとおり「光は粒子」なのであれば、本来はスリットの後ろに二つの影が映るはずです。

ところが、実際には一連となった明るい線と暗い線がスクリーンに確認されま

【図22】ヤングの二重スリット実験

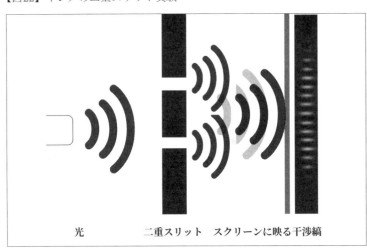

した。この線は干渉縞《かんしょうじま》と呼ばれています。

スリットを通過した光の波が干渉しあい、強めあったり弱めあったりすることで明るい部分と暗い部分が現れたのです（図22）。

これはつまり、光が粒子であるなら起こりえない現象であるため、この実験結果から「光は波である」ということが判明したのでした。

ここで、いまだに科学者が触れたがらない観測問題について取り上げたいと思います。

先ほど触れた干渉縞の二重スリットをじっと見つめていると、発生していた波が消えるという現象が起きました。

つまり、人の意識が光の波を粒子に変化させたというわけです。

言い換えれば、物質も人間の意識を感じているということになります。私たちが常日頃手にしているペンも、ノートも、同様に人間の意識を感じているのです。

なぜこの事実に科学者たちは触れないのでしょうか。その理由はきっと「信じたくないから」なのでしょう。

しかし人の意識も粒子であると考えれば、人の意識が物質を構成している粒子を干渉してもおかしくはありません。

その後に登場した物理学者のアインシュタインは、アルミ箔を帯電させた鉄板に光を当てる研究を行い、自由電子のマイナス粒子が飛び出し移動することを発見しました。

この現象は「光が波である」ならば起こりえないこと。つまり「光は粒子である」と証明されたのです。

アインシュタインはこの発見からノーベル物理学賞を受賞し、この原理を生かして太陽光発電が誕生しました。

さて、長年にわたり繰り広げられてきた「光とは粒子なのか、波なのか」という論争の真実は、一体どちらなのでしょうか。

21世紀における現代では、これまでの物理学者の研究結果から「光とは粒子でもあり、波でもある」という量子力学の概念が提唱されています。

第3章

脳歯科
口の中の刺激が与える影響

町からすずめが消えた!?
欧米では5G禁止の国も

2018年10月、オランダのデン・ハーグ駅前に設置した5Gのアンテナ塔から実験電波を飛ばしたところ、近くの公園にある木の枝に止まっていたムクドリが次々に墜落。297羽が突然死するという報道が流れました。

突然死した鳥の解剖をしたところ伝染病などの疾患は見つからず、5Gのマイクロ波が鳥たちの心臓を止めたのでは、という声も上がっています。

5Gとは300万MHz以下の周波数の電磁波でスマホやWi-Fi、テレビやラジオなど様々なサービスで使用されています。

近年、日本でもスズメの減少が囁かれるようになりましたが、この事実をメディアが取り上げることはありません。

欧米では5Gによる健康被害の危険性に警笛を鳴らしている国も多く、実際にイギリス、オーストラリア、ベルギー、イタリア、カナダ、フランス、スウェーデン、スイスやオランダ、またサンフランシスコや香港などの都市でも5Gの導入が見合わされています。

しかし、日本では全く逆方向に進んでいて、5Gの普及・拡大がどんどん広がっています。通信事業を管轄するのは総務省、国民の健康に関する管轄は厚生労働省。日本では省庁の壁を越えて国民の健康を守ることはしないようです。

日本での5Gの広がりは、もはや後戻りは不可能。欧米では電磁波が人体に与える影響について研究が進んでいる事実があるのに、日本政府は知らんぷりなのです。

スマートフォンの気づかぬ害

私自身はスマートフォン（以下、スマホ）も非常に危険なツールだと考えています。実際に画面のついたスマホを持った状態で体幹バランステストをすると、明らかに身体がフラつき体幹が安定しません。

現象としては、椅子に座って肩を押されても普段はピタリと動かない人が、画面のついたスマホを片手に持つと、同じ力で肩を押されたときにグラリと倒れてしまうのです。

スマホを持たずに踏ん張って立つと腰を押されてフラつくことがなくても、スマホを手に持った状態で同じように腰を押されるとフラついてしまいます。90％以上の人に同じ現象が起きるのは、紛れもない事実です。

実際にこの事象が起きた患者さんに聞くと「スマホを持った瞬間に力が入らなくなる。力を入れようとしてもどうしても力が入らない。押されると分かっていても力が入らない」と言います。

これはつまり、スマホから出ている波動（電磁波）が人体に悪影響を及ぼしているからです。

さらにはスマホを持っている本人だけでなく、スマホを持っている人が近くにいる時にも同じ現象が起こります。

近年、駅のホームから人が転落する事故が相次いでいるため、次々と転落防止用の柵が取り付けられるようになりました。ホームでスマホを触りながら電車を待っている時にもしも人とぶつかったとしたら……悲惨な事態となることは、容易に想像できるのではないでしょうか。

実際の様子

ホームからの転落事故は携帯電話が原因？

https://www.youtube.com/watch?v=sWaIcGApFoc

恐怖⁉　電磁波が脳に与えるダメージ

現代の私たちの生活は24時間電磁波に囲まれています。いまやスマホやパソコンだけではなく、家電製品にも通信機能がついています。

5Gの通信エリアから離れることのほうが難しく、365日、24時間、通信エリア圏内で過ごす人のほうが圧倒的に多いでしょう。もはや電磁波を避けて暮らすことはできません。

私たちの体の各臓器からも固有の波動が出ています。またスマホやパソコンからも固有の波動が出ています。

病気や症状は波動の乱れが原因ですから、体に悪い波動を浴びればもちろん人間の臓器の波動も乱れ、体に不調を起こします（図23）。

赤ちゃんから高齢者まで電磁波の何かしらの影響を受けていることは自明の事実です。

携帯電話を近づけただけで背骨が曲がる側弯症状になったり、スマホを持つとフラついて立っていられない状態になる患者さんも実際にこれまで数多く診療してきました。

これらはスマホが発している電磁波が脳の血流低下を起こしていることが原因と言われています。また、歯の詰め物やインプラントの素材が電磁波を受けるアンテナとなり、体に深刻な影響を与えていると思われることも私の診察で分かっています。

【図23】電磁波の波動が臓器の波動を乱す

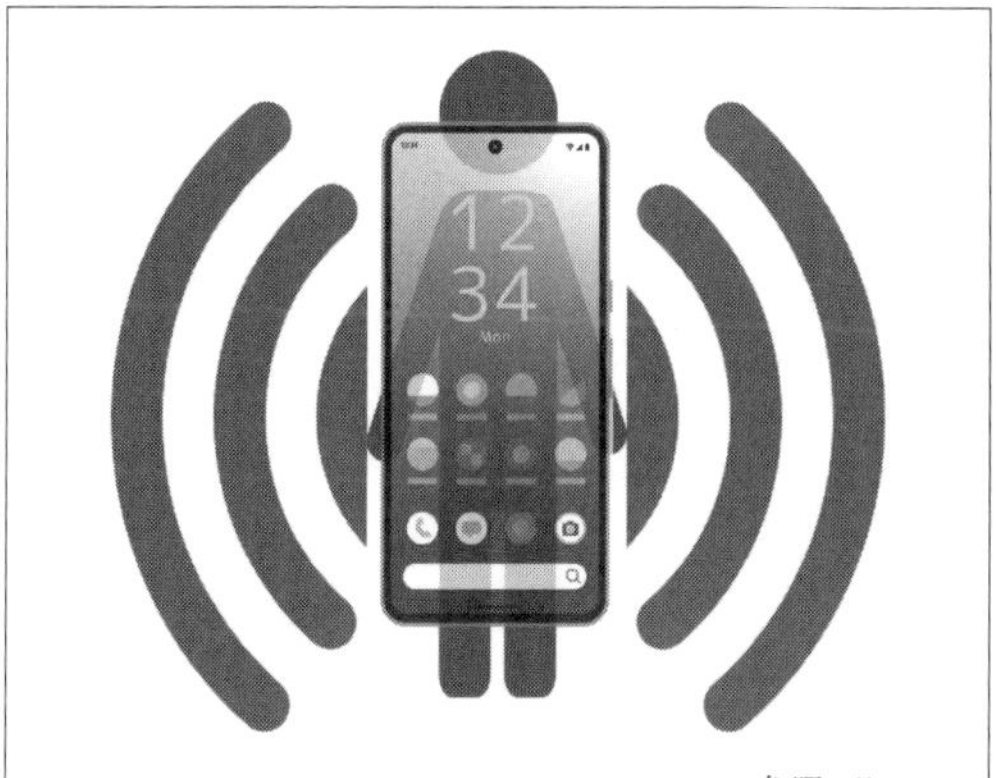

参照 :illustAC

【症例】電磁波の影響で目の奥の血流が低下、体のだるさや疲れが慢性化

お悩み・症状

・慢性疲労症候群

診断と治療

・脳血流の低下が起きていることを確認
・脳血流を知る目安となる、目の奥の動脈の血流速度を測定
・携帯電話の使用前と、電源を入れて30秒間耳に当てた後の血流速度を測定
・使用後は使用前の4分の1に減速

※本症例のYouTube動画は現在BANされてしまっています。

2011年には、WHOより携帯電話から放射される電磁波ががんを引き起こす可能性があるという科学的な警告が発表されました（写真6）。WHOの専門組織である国際がん研究機関（IARC）は携帯電話の電磁波を「発がんの危険あり」というカテゴリーに分類しました。

長年にわたり、携帯電話の安全性を主張してきた通信会社やワイヤレス業界はこれに異論を唱えていますが、IARCの判定は多数の研究結果に基づいており、携帯電話の使用がもたらす健康リスクの可能性について公表しています。

電磁波は目に見えないので私たちが普段意識することはありません。

しかし症例のように明らかに体に影響を与えていて、対策をせずに日常生活を過ごしていると体幹が不安定になったり、予期せぬ不調が発生したりします。

実際に、慢性疲労症候群５００人のうちの４５０人程度が電磁波過敏症だと言われています。

これだけ普及してしまった現代でスマホを一切使用しないのは非現実的です。せめて利用時間を減らすなど、電磁波の影響を最小限に抑える工夫が必須です。

特に子どもは脳が発育段階にあるため、電気信号で働いている脳への電磁波の影響が大人よりも深刻であることが予想されます。

【写真6】電磁波の懸念は週刊誌でも取り上げられている

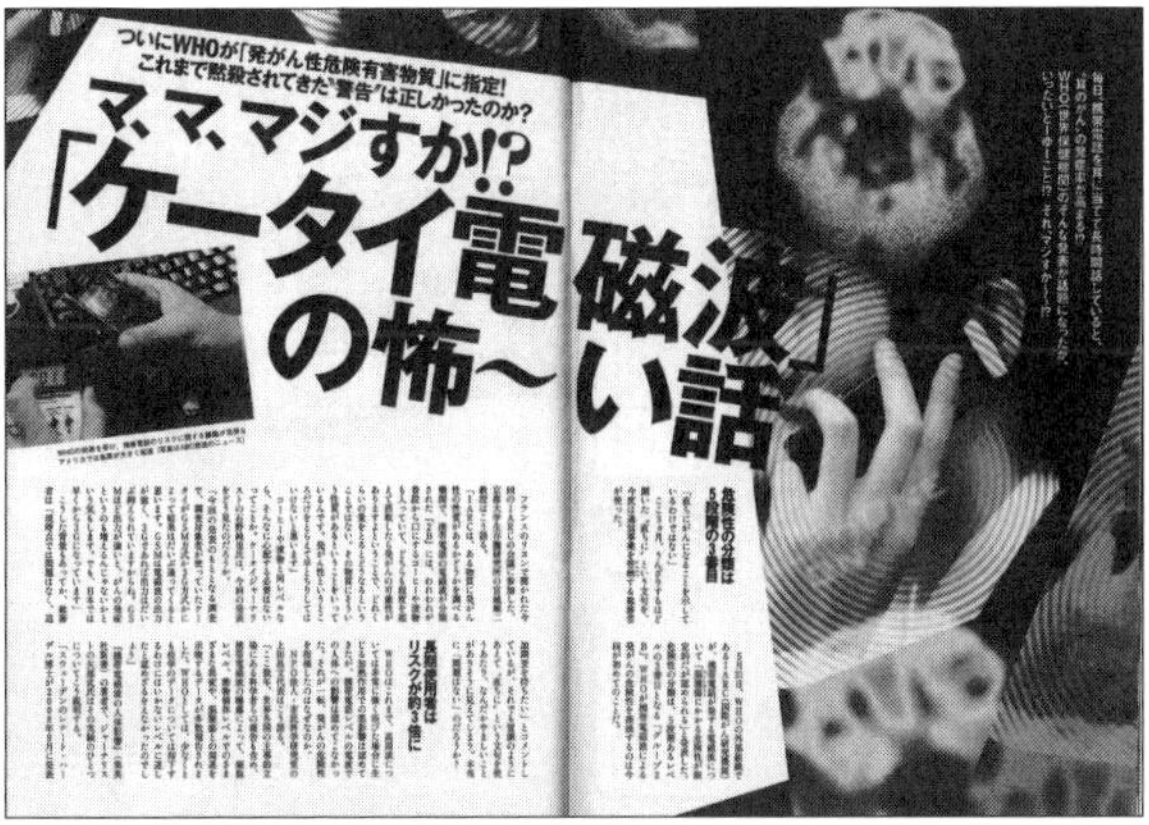
ついにWHOが「発がん性危険有害物質」に指定!
これまで黙殺されてきた"警告"は正しかったのか?
マ、マ、マジすか!?
「ケータイ電磁波」の怖～い話

波動歯科治療で脳血流を改善！

【図24】椎骨動脈について

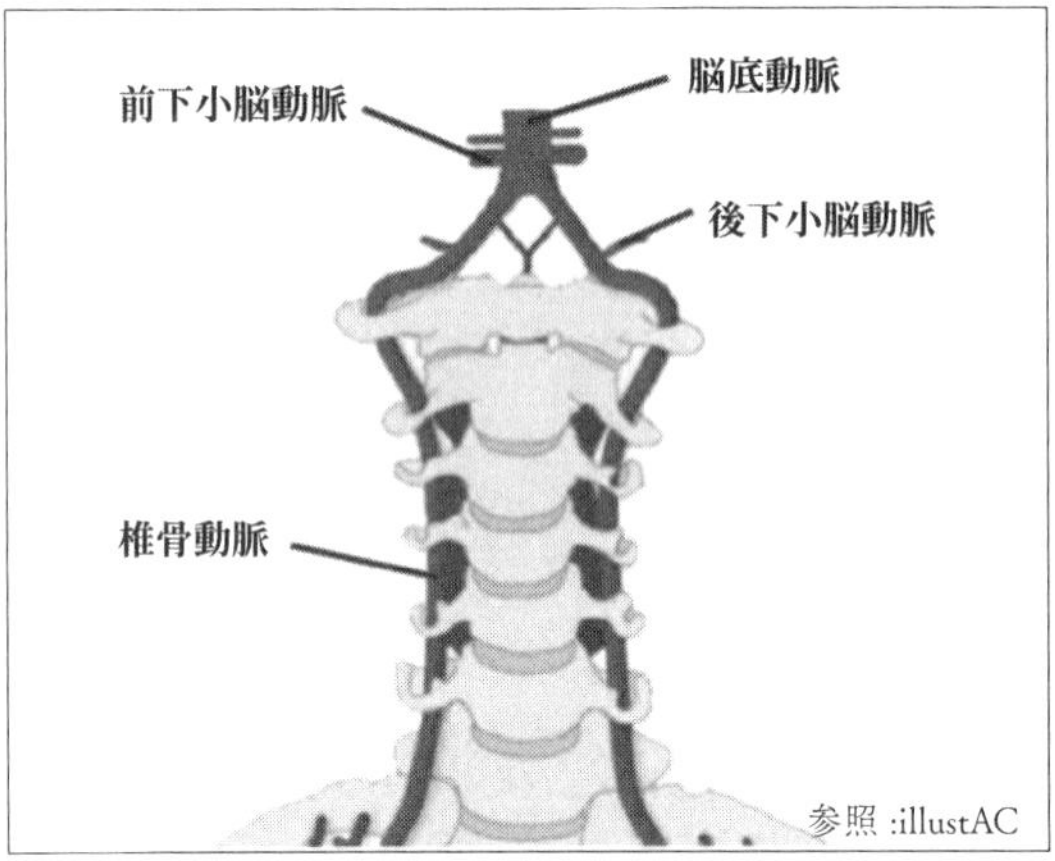

参照 :illustAC

脳血流が低下すると脳梗塞、認知症など、病気を引き起こすリスクが高まります。

脳の血流には、背骨から首の骨の後面をとおって頭蓋骨内へと血液を運ぶ「椎骨動脈《ついこつどうみゃく》」という大きな動脈が関わっています（図24）。

ここで試していただきたい動作があるのですが、まず、眼球を右に動かしてみてください。すると、無意識のうちに首もわずかに右に動くのではないでしょうか。

次に、眼球を右に動かしながら、首を左に動かそうとしてみてください。すると、首は左に動かしにくくなります。

このように眼球の動きと首の動きは連動しています（図25）。また眼球の動きと顎の動きも連動しています。

ということは、顎の位置を調整することで首の動きを調整することもできるのです。

先述したように、首の骨の側面には脳の血流に大きく関わる椎骨動脈が通っています。そのため顎の位置を調整することで、結果的に脳血流を正常な状態にすることが可能なのです。

【図25】眼球と首の動きは連動する

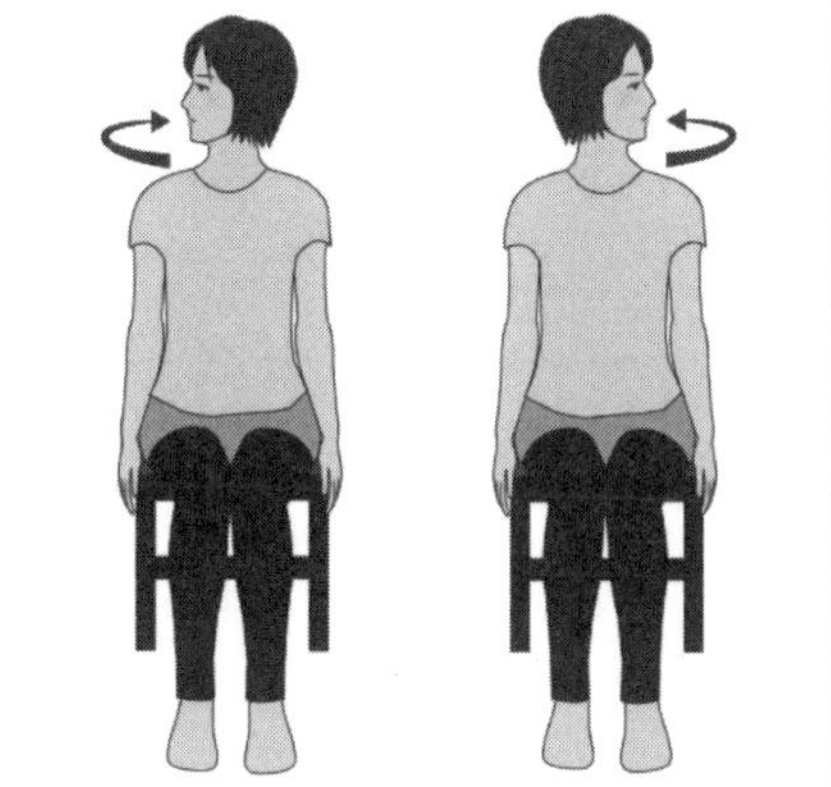

引用 :illustAC

波動歯科治療では、この顎の位置を調整する際に体幹バランステストやO－リングテストを用いて調整研磨すべき歯を特定します。顎が正しい位置に整えば首の骨も正常な位置に戻り、それに伴い脳血流が改善されるのです。

脳梗塞で寝たきりだった患者さんに、O－リングテストでマイナスの波動を出す歯を特定して治療を行うと、なんと起き上がって歩けるようにまでなりました。

常になったと考えられます。

【図26】脳の十二神経

番号による名称	固有の名称	主な働き
第I脳神経	嗅神経	嗅覚
第II脳神経	視神経	視覚
第III脳神経	動眼神経	眼球運動
第IV脳神経	滑車神経	眼球運動（上斜筋）
第V脳神経	三叉神経	顔面・鼻・口・歯の知覚、咀嚼運動
第VI脳神経	外転神経	眼球運動（外直筋）
第VII脳神経	顔面神経	表情筋の運動、舌前2/3の味覚、涙腺や唾液腺の分泌
第VIII脳神経	内耳神経	聴覚、平衡覚
第IX脳神経	舌咽神経	舌後1/3の知覚・味覚、唾液腺の分泌
第X脳神経	迷走神経	のどの知覚・運動、頸胸腹部の臓器を支配
第XI脳神経	副神経	肩や首の筋肉の運動（僧帽筋、胸鎖乳突筋）
第XII脳神経	舌下神経	舌の運動

口腔周りを支配する三叉神経が脳に与える影響

脳は12対の脳神経で構成されています（図26）。中でも、三叉神経は他の神経に比べて非常に太く、眼神経、上顎神経、そして下顎神経の三つの神経に通じています（図27）。つまり三叉神経の6～7割は、口の中からの刺激による影響を受けていることがわかります（図28）。

また、筋肉は脳からの指令で動いています。そのため寝たきりであっても、口の中の波動を調整して脳神経を正常にすることで、立てるようになることがあるのです。

加えて、パーキンソン病の原因は中脳の黒質から出るドーパミンというホルモンの産生が低下することが原因と言われています。

三叉神経は中脳の三叉神経中脳路核に達しており、三叉神経から有害な信号が出て黒質に悪影響が及んでいる可能性があります。

【図27】三叉神経について

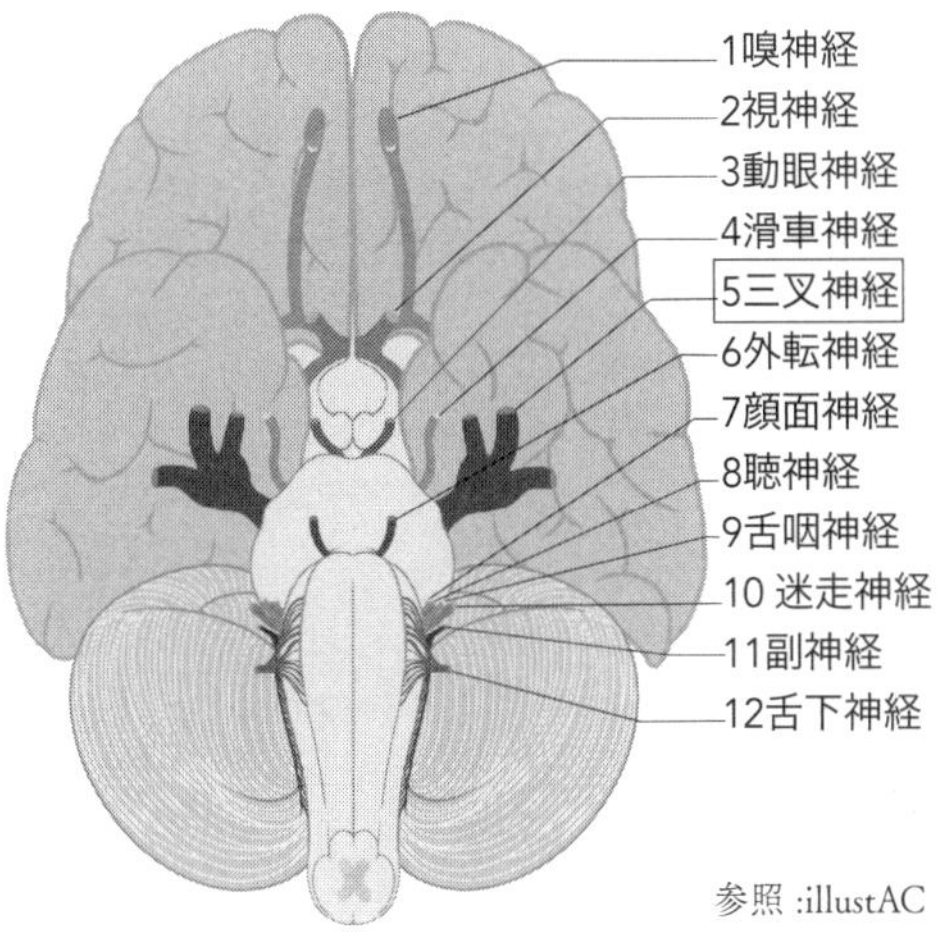

【図28】三叉神経は口からの刺激による影響を受けている

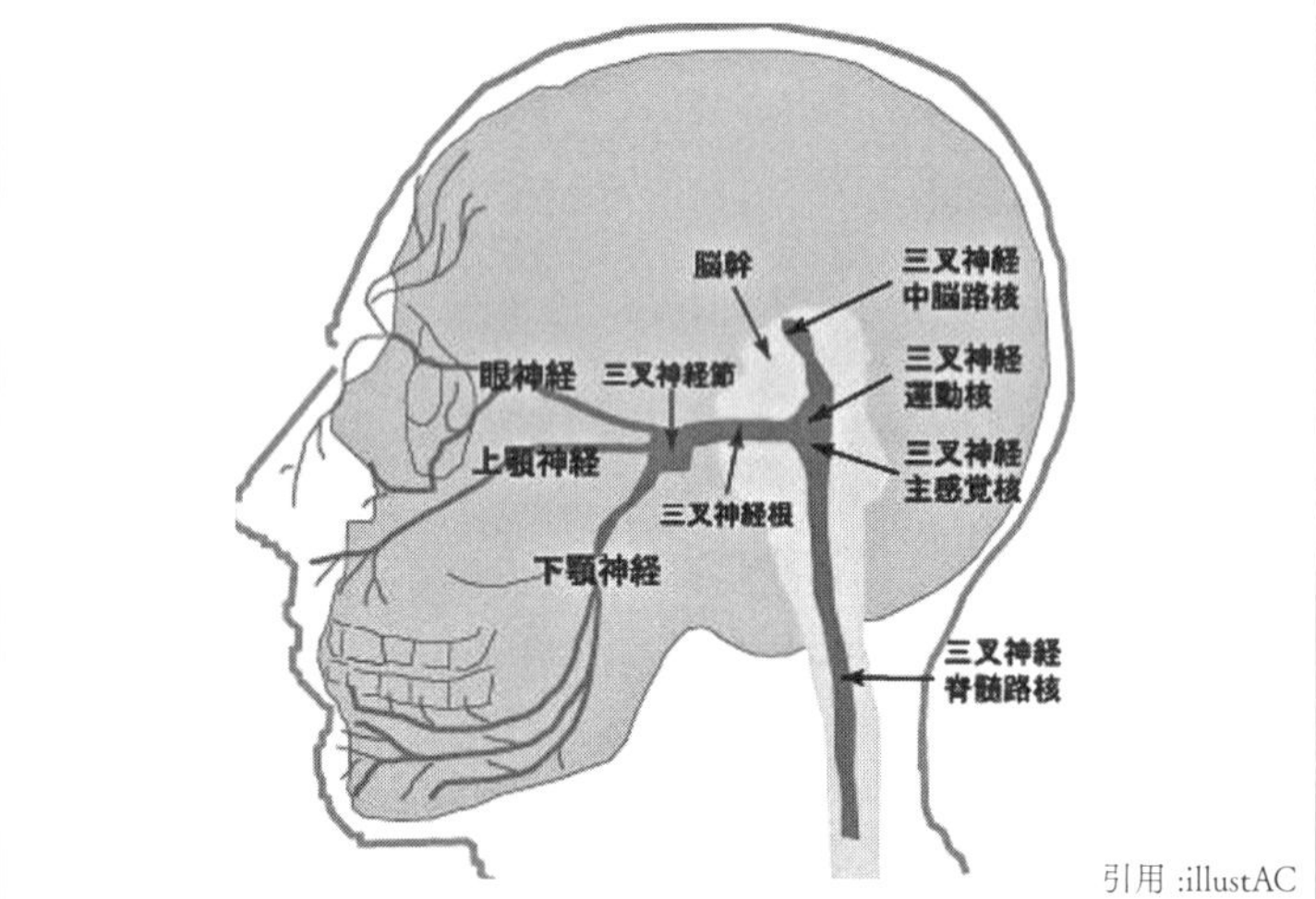

引用 :illustAC

【症例】パーキンソン病で歩行困難（60代・男性）

お悩み・症状

パーキンソン病を患い、歩くのも立つのも困難。

診断と治療

①状態を確認

・自力で立ち上がることは困難

②波動歯科治療の実施

・右上にある虫歯の治療を行う
・右下の歯の形を整え、入れ歯を装着

治療後の変化

・治療後すぐに診察台から自力で立ち上がり、一歩ずつ歩けるように
・一ヵ月後には診察台からサッと立ち上がり、足早で歩ける状態に

ご家族談

こんなにすぐに歩けるようになるなんて、驚きました。どうしたものかと思っていたなか前を見て歩けるようになるなんて。本人が笑顔まで取り戻し、感謝でいっぱいです。すごいですね。

実際の様子

Dental treatment for Parkinson's disease, part 1
https://www.youtube.com/watch?v=vbDwGoI1o7c&t=12s

立つことすらままならなかった無表情のパーキンソン病の患者さんが、治療後すぐに、治療前の状態が嘘だったかのように立ち上がって歩けるようになりました。一ヵ月後には表情を取り戻して笑顔が生まれ、さらにしっかりとした足取りで歩けるようになり、ご家族も大喜びでした。

パーキンソン病とは、筋肉が思うように動かなくなる病気です。筋肉の震えや強張り、無表情、姿勢が保てないなどの症状があり、進行すると寝たきりになるケースもよくみられます。

パーキンソン病の治療法は何種類もあり、実際のところはどれも決め手になる方法とは言えず、現代に至ってもまだ完治する治療法は確立されていません。

【症例】パーキンソン病で寝たきりに（80代・女性）

お悩み・症状

病院で「パーキンソン病を患った寝たきり老人にリハビリは無駄」と判断され、寝かせきりの状態

診断と治療

①状態を確認

・自力で立ち上がることができない

②波動歯科治療の実施

・上下の総入れ歯を製作し、装着

治療後の変化

・入れ歯を装着した直後、ゆっくりと立ち上がり、その後自立歩行が可能に
・5分後には片手をつないでもらいながら病院内を歩き回れるほどに改善
・1ヵ月後には支えなしで一人スムーズに歩けるようになり、退院へ

ご家族談

入院前は杖をついて歩いていましたし、支えなしで歩く姿は久しぶりに見ました。

実際の様子

パーキンソン病、腰痛で寝たきりの老女を義歯を入れて直後に歩けるようにする。

https://www.youtube.com/watch?v=w5fjfrrmckQ

どんな手術にもリスクや副作用は付きもので、体には大きな負担がかかります。手術や副作用に苦しむ患者さんを見守る家族も、患者さんのことがとても心配で未来も不安になります。

しかし、大切な家族が痛み少なく、副作用もなく、短時間で改善されるとすればどうでしょうか。

波動歯科治療によって症状が改善する方は、その後の薬の量も通院回数も、副作用による体力やメンタルへの負担も、従来の手術とは比べものにならないほど大幅に減らすことができるのです。

脳を刺激する体の部位とは？

脳には体を動かす情報や命令を出す「運動野」と、体からの触覚を受け取る「体性感覚野」があります（図29）。

運動野は体を動かすための指令を出す役割を持ちます。手をグーやパーにしたり足踏みをしたりする動作は、運動野から指令が出されることで実現します。

口周りにおいてはどうでしょうか。食べ物を噛む、飲み込む、声を出す、笑いや驚きの感情を表現する。こういった動きは運動野から舌、唇、顎への指令を出すことで実現します。口の中や喉に異物が入った際に出る「咳」などの反射的動作も同様です。

また、話したり食べたりする一連の動作において呼吸の調整も行います。

例えば、長く話したり歌ったりする時にはゆっくりと息を吐くようにします。食べ物を噛んでいる間は鼻呼吸を主体とし、口の中の動きの妨げにならないようにします。

つまり、運動野は口周りの動きや呼吸との連携など重要な役割を担っているのです。

一方の体性感覚野は、体の感覚を脳に伝える役割を持ちます。例えば熱湯に指が触れて「熱い!」と感じるのは、指の神経が体性感覚野に信号を送り、脳が「熱い」と認知するからです。

手に触れた感触や痛み、温かさ、冷たさなどの感覚は体性感覚野の機能によって脳に伝わっています。

口周りにおいては、唇に触れる物の柔らかさや硬さ、口腔内の粘膜に触れる食べ物の硬さや温度を感じます。唇や口の中のやけどや切り傷による痛み、虫歯や歯茎の炎症による痛みも体性感覚野が感じ取ります。

図29のイラスト内にある罫線は、各部位からの感覚を処理するための脳の領域の広さを表します。

例えば、手は5本指それぞれから触れる情報を受け取っています。肩や胸などに脳

【図29】運動野と体性感覚野

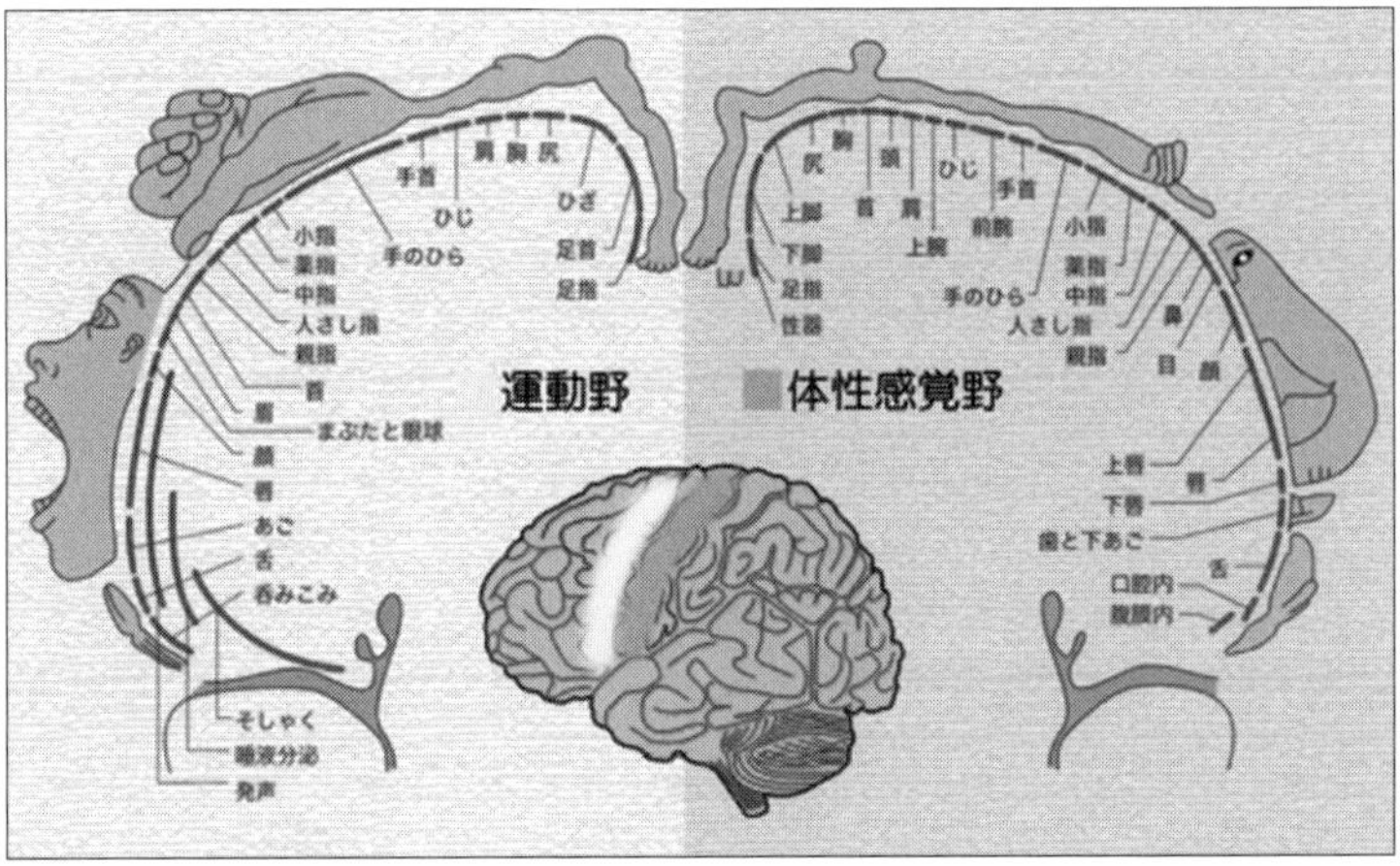

が与える指令は非常に小さく、口周りから受け取った感覚を処理する範囲は非常に広いことが見てとれます。

つまり、脳は口周りの動きによって刺激され、運動機能を高めることが分かります。

長年寝たきりだった方や車いす生活だった方が、虫歯の治療や入れ歯、自分の歯の波動を調整することで、治療直後から自力で立ち上がり歩けるようになることがあります。

波動歯科治療は「いろいろな治療をしたけれど一向に良くならない」と治療ジプシーのように途方に暮れている患者さんやご家族にとって、希望の治療方法になりえるのです。

痛みなく、副作用もなく、短時間での改善を目指す波動歯科治療をまだ知らない多くの方に、どうか知ってもらえればと願うばかりです。

リウマチは脳の不調で起きている

リウマチとは関節の滑膜《かつまく》などに炎症を起こし、腫れや硬直、痛みを起こす病気です。免疫異常によって起こる自己免疫疾患の一つですが、西洋医学では基本的に投薬によって局所の炎症を抑えたり、人工関節に入れ替えて再び本来のはたらきを戻すように手術したりします。

波動歯科治療では、免疫機能が自分の敵か味方か分からなくなり誤作動のような状態になってしまった脳を、正常にすることを目標にします。

【症例】リウマチで30年間ずっと痛みで苦しんでいる（60代・女性）

お悩み・症状

30歳に発症したリウマチが緩やかに進行を続け、手足の関節は変形し、膝も痛む

診断と治療

①状態の確認

・ソファに座った状態から、支えなしでは立ち上がることが困難

②原因の特定

・右側上顎の歯列、上下の歯に隙間が生まれている

③波動歯科治療の実施

・隙間のあった歯にクラウン（被せ物）を装着して、上下の歯が噛めるようにする

治療後の変化

・座っている状態から支えなしで立ち上がれるように

実際の様子

症例3 リウマチの症状がクラウン1個で改善

https://www.youtube.com/watch?v=xIC8IGxN5nk

すべての調整が終わった直後、患者さんはフラつくことがあります。これは体全体のバランスが治療前から変わるため、治療後の体でバランスを取ろうとするからです。5～30分後には体のバランスが整い、症状は次第に消えていきます。

フレイルは脳の機能低下が一因

近年「フレイル」という言葉が新聞や雑誌で取り上げられるようになりました。フレイルとは虚弱を意味し、要介護状態になる前段階を指し、健康と要介護との間の状態を指します。まだ介護は必要ないけれども、この先健康で自立した日常生活を送ることができるかどうかが危ぶまれる状態です。

フレイルは主に三つの側面から捉えることができます。

一つ目は、筋力や体力の低下に見られる「身体的フレイル」。体力が衰え運動不足になり、転倒や骨折のリスクが高まります。もしも転倒して骨折でもしたら、さらなる運動不足となり体力が衰え筋力も低下するという悪循環に陥りがちです。

二つ目は、認知機能の低下やうつ病に見られる「精神・心理的フレイル」。高齢になると周りの人を亡くす喪失体験が重なり、孤独感が増し、そのうえ記憶力や判断力が低下して日常生活に支障をきたすこともあります。

そして三つ目は、社会との関わりが薄れ孤立してしまう「社会的フレイル」です。仕事を退職して社会と関わる機会が減ると、生きること自体への意欲が低下し、食欲不振になったり生活全体の活動量の減少に繋がったりします。

身体的フレイル、精神・心理的フレイル、そして社会的フレイルの状態は、それぞれの状態が単独で見られることもあれば複数が混在した状態になっていることもあります。

もしもこのような状態で対策をせずにいると、要介護状態へと進むリスクは高まります。家族の負担が増え、医療費や介護費用も膨らむため、フレイル予防やフレイルになっても進行させずに改善させることが非常に重要です。

実際に経験したことですが、私が心臓の手術を受けた後にはほぼ運動できない状態が一週間ほど続きましたが、そのわずか一週間で筋肉は痩せ細ってしまいました。

何十年も鍛え続けてきた筋肉が短期間でこれほどまでに落ちてしまうということは、フレイルの進行は想像以上に早いということです。絶対に寝たきりになってはいけないと自覚しました。

フレイルにならないために「筋肉をつければ転ばないですよ」と謳い、トレーニングの推奨や歩行器具を販売するショップチャンネルをよく見かけます。

しかし、筋肉をつければ本当にフレイルを防ぐことができるのでしょうか。筋肉をつければ段差でつまずいたり、何もない場所でこけたりするのを避けることができるのでしょうか。

最終的に必要なのは筋力であり、筋肉をつけることは筋力をつけるための一要素でしかありません。

筋力を上げるには、脳が筋肉に対して「動け」と命令しなければいけません。先述した大脳にある運動野の役目です。筋肉は脳の神経系の命令で動いているため、いくら筋肉があっても、脳が「動け」と命令しないかぎり仕事をすることはないのです。

体幹バランステストでは脳の反射をみていると先述しましたが、まさに高齢者の転倒は筋肉量の低下ではなく、反射能力の低下と筋力不足が原因で起きてしまうのです。

筋肉をつけるということを車で例えると、100馬力のエンジンを200馬力に変えるようなものです。しかし、運転手がアクセルを踏まなければ200馬力で走ることはありません。運転手に相当するのが脳ですから、脳が活性化すれば筋力がアップし、フレイルを防ぐことができるのです。

詰め物、入れ歯、インプラントが有害波動を受信することもある

口の中には自分の歯だけでなく、詰め物や入れ歯、インプラントなどが入っている方も多くいます。

それぞれ噛むために重要な役割を担っていますが、実はこれらの異物が電磁波から出るマイナスの波動を受け取り、体に不調を及ぼしているケースは少なくありません。例えば、およそ100年前から使用されてきたアマルガム。アマルガムとはおよそ50%の水銀とその他の金属からできている合金で、安全性を疑問視する声が上がり世界的に規制する動きが見られています。

実際にイギリスやデンマークではすでに使用禁止とされていて、胎児や母乳、不妊などのリスクの恐れから、スウェーデンではアマルガムを適用しないよう注意が促されています。また、すでにアマルガムの詰め物をしている人が無害の詰め物に交換する費用を全額負担している国もあります。

ところが日本では「アマルガムは、毒物及び劇物指定令第一条第十七号の『水銀化合物を含有する製剤』に該当し、毒物及び劇物取締役法第二条第一項に規定する毒物である」と定められているにもかかわらず、いまだ使用禁止にはなっていません。

さらにアマルガムは環境汚染物質であり、ゴミ箱に捨てたりすれば法に触れますが、なぜか口の中に入れることは違法になっていません。

アマルガム自体が非常に危険な物質であるため、マイナスの波動を出し体に影響を及ぼすことは言うまでもありません。

ちなみに、除去時には水銀が口の中に飛び散ることで飲み込んだり、切削時に有毒な水銀ガスが発生するので、患者さんも治療者も防具を着けて入念に行われます（写真7）。

また、入れ歯がマイナスの波動を出していることもあります。

本来、口の中の状態を良くするための治療が逆に悪い影響を体に与えているのです。

新神戸歯科には「入れ歯が合わない」「入れ歯でうまく噛めない」「入れ歯を入れると何となく体の調子が良くない」と訴える患者さんが多く来院されます。

体幹バランステストとO－リングテストでマイナスの波動を出している入れ歯の部

【写真7】アマルガム除去の様子

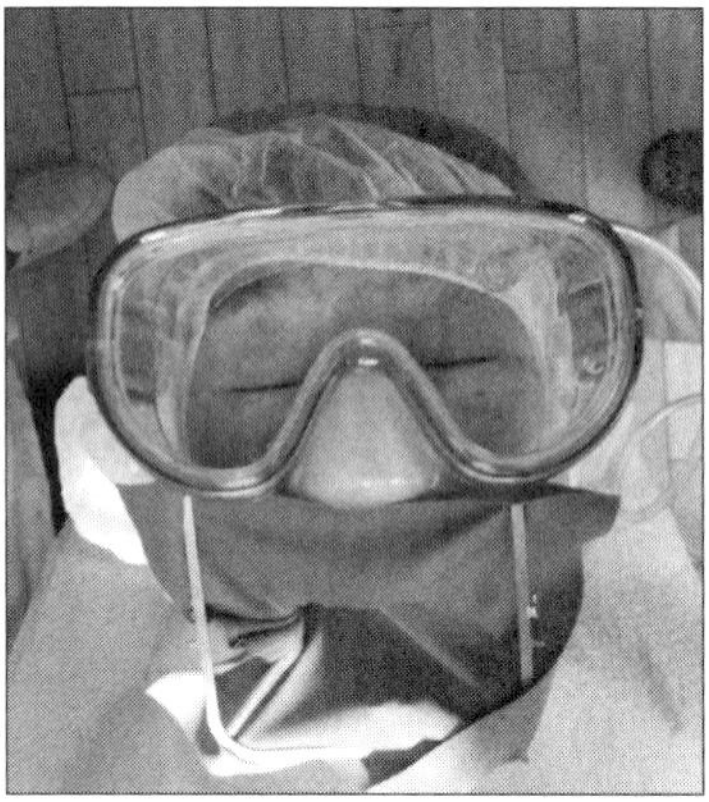

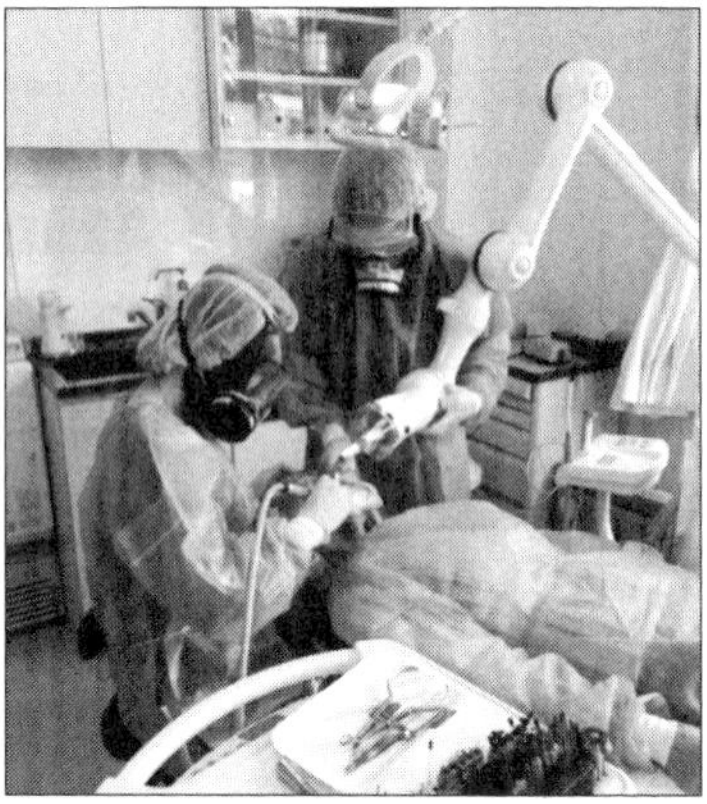

分が特定できたら、調整研磨を行います。

【症例】顔周りに様々な疾患が……（70代・女性）

お悩み・症状

目ヤニが出たり目が痛くなったりして眼科にかかり、鼻筋が触れないほど痛くて耳鼻科を受診。レントゲンとCT撮影済み（この時点では結果待ち）。帯状疱疹が目の周りに出ているため皮膚科にも通院。あくびをすると痛くて顎の音がする。バネ指の手術と、二年前にリンパ節の手術を経験。

診断と治療

①体幹バランステストで状態を確認

・前後左右それぞれから腰を押すと、フラつき立っていられない

②原因の特定

・入れ歯を外し、原因となっている場所を特定

③波動歯科治療の実施

・入れ歯を調整研磨して波動を調整
・入れ歯を口の中に戻さずズボンのポケットに入れる
・体幹バランステストでフラつきの変化を確認
・入れ歯の波動調整を行う
・体幹バランステストで、フラつきがなくなり体幹が安定

治療後の変化

・入れ歯を口の中に戻し、腰を前後左右それぞれから押しても、しっかりと安定

・口の中の痛みや違和感は消え、まっすぐ歩けるように

ご本人談

入れ歯を入れると楽ですね。ブリッジの部分に何をやっても痛みがあった。今は我慢しなくても軽いです。歩くのも軽く、足をまっすぐに出すことができてサッサと歩けるようになりました。

実際の様子

患者さんの口の中を診ずに義歯を調整する

https://www.youtube.com/watch?v=euKFfaqb-sI

【症例】階段を下りる時に左膝が痛む（60代・女性）

お悩み・症状

膝が痛くて階段の上り下りがスムーズにできない

診断と治療

①体幹バランステストで状態を確認

・両膝が痛く、特に痛いのが左膝の下側

②原因の特定

・入れ歯を外してもらう
・膝の痛みの波動と共鳴している歯や歯茎の部位を特定

③波動歯科治療の実施

・口腔外で入れ歯を調整研磨し波動を調整
・階段を上ると痛んでいた左膝が楽に

・右膝の痛みを確認
・口腔外で調整研磨により波動を調整
・右膝の痛みも改善

治療後の変化

入れ歯の波動調整が終わった時点で、入れ歯を口に戻さなくても膝の痛みが無くなっていることに気づく。階段をスムーズに上り下りすることが可能に。

ご本人談

痛くないです。入れ歯を口腔外で削られている時から、痛みの違和感が消えていきました。とても楽！　有難うございます。

実際の様子

Dental treatment using quantum mechanics for knee joint pain
https://www.youtube.com/watch?v=D1zBy7r76G4&t=23s

インプラント手術をしたことで体に様々な不調が起こるようになってしまった方もいます。

【症例】インプラントの手術後、体のフラつきや気分不良が続きつらい（50代・女性）

お悩み・症状

インプラントを入れてから体の調子が悪くなった。体のフラつきや気分不良が続き、慢性疲労症候群のような状態。

診断と治療

①体幹バランステストで状態を確認

・パソコンのモニター画面に近づくと、足がフラつき気分が悪くなる
・モニターにアルミホイルを被せるとフラつきはなくなる

②原因の特定

・インプラントの人工歯根を身体の前後に置くと、フラつき苦しくなる
・インプラントの人工歯根が電磁波の発する有害な波動を集めていると判明

③波動歯科治療の実施

・インプラントを取り除く手術を実施（他院）
・モニター画面の近くに立ち、フラつきが出ないことを確認
・取り除いたインプラントの人工歯根を体の近くに置くと、体がフラつく

治療後の変化

インプラントを取り除いた後の再診で、パソコンのモニター画面に近づいてもフラつきや気分不良などの症状はなし

実際の様子

インプラントで体がふらふら。Balance obstacle caused by a dental implant.

https://www.youtube.com/watch?v=pz9NMqX8Dyo

インプラントが体に悪影響を及ぼしていたことが明らかに分かる症例ですが、決してインプラント手術そのものが悪いと言っているわけではありません。

人工歯根に対してO-リングテストを事前に行っていれば、防げた可能性はおおいにあります。人工歯根が電磁波の発する有害な波動を集め、それが原因となって体に不調をきたしていることが問題なのです。

このように、自分の歯だけではなく詰め物、入れ歯、インプラントなどがマイナスの波動を受け取り、それが原因で体の不調や痛みの原因になっていることがあります。本来であれば健康に過ごすための歯の治療が、悪い影響を与えるなど思いもよらないことですが、現象としてあることを知っておいてください。

インプラント治療を望む場合、O-リングテストを行わないのであれば、インプラントのサンプルをインプラントを入れる部位付近の頬にバンドエイドなどで貼り付けて一日生活をし、体調に異常がないかを確認してから手術をするのもいいでしょう。

【症例】仙腸関節炎で突然10年間の寝たきりに（30代・女性）

お悩みと症状

突然体が動かなくなり、仙腸関節炎と診断。10年間の寝たきり生活が続き、長くは生きられないだろうと家族全員が失望。家の中では壁づたいに廊下を歩く生活。あらゆる治療を受けたが治癒せず。

診断と治療

・噛み合わせ調整とアマルガムを除去し、新しいものに入れ替え
・トータルで約1年半弱通院

治療後の変化

・治療直後は体が動かなかったが、4日目以降に体の変化を体感
・階段の上り下りがスムーズになり、やがてピアノを演奏できるように
・健康の喜びを手記として記録している

ご本人談

治療後4日目に立ってみると、まるで別人のように違う体になった気がしました。
辛かった時期の私を知っている人からは「何をしたの？」とよく聞かれます。

実際の様子

患者とその家族を絶望の淵から救え！
https://www.youtube.com/watch?v=MNrHYMTBJpo

口の中の違和感が全身の不具合に繋がる

口の中に違和感があると、人は無意識にその違和感を避けるようになります。波動歯科治療で特定する違和感の原因は主に二つあり、一つは頬が感じる違和感、もう一つは舌が感じる違和感です。

これらの違和感には自覚がなく、かつ違和感を避けることも無意識なため、知らず知らずのうちに口が開けにくくなったり、体のどこかに痛みが出たりするのです。なぜこの違和感が全身の不具合に繋がるのか詳しくみていきましょう。

あなたには、寝返りの打ちやすい方向と打ちづらい方向はありませんか？

例えば、「右側を下にするとリラックスできるが、左側を下にするとなんとなくしんどい」またはその逆もあるかもしれません。

どちらか一方を下にすると寝づらい場合に考えられる原因は、無意識に頬面や舌が歯や詰め物の突起を避けようとしているケースです。その違和感を本能的に避けようとする結果、片側を下にして寝る体勢がしんどいと感じるのです。

口の中に異物がある場合

私たちは外から何かが体に入ってくる場合、口を経由することが圧倒的に多いです。ある意味、口は防衛の第一線であり、有害物質が体に入ってこようとした時などには、本能的にそれを吐き出そうとします。

魚が泥をパクパク食べて、必要なものだけ飲み込んで後は吐き出すのを見たことがあるでしょう。高度に脳が発達した人間は、この機能が衰えているとはいえ残っています。

つまり、口の中にアマルガムのような毒物があれば「それを毒だから吐き出せ」という信号が脳に対して命令している可能性があります。吐き出そうにも吐き出せない時、その命令が四六時中脳を刺激して、精神的負担につながることもあると考えられるのです。

頬面（粘膜）に詰め物や歯が当たる場合

口を開け閉めするとき、私たちの下顎は常に動いています。「口が開けづらい」「うまく噛めない」このような症状の原因は、顎関節や噛み合わせだけではありません。口を開けた状態から上下の歯が噛み合わさる過程で、頬の内側に詰め物や歯が当たることで〝違和感〟が生じます。

この違和感の信号が脳に伝わることにより「口の開閉がスムーズに行えない」「正しい噛み合わせが維持できない」「無意識のうちに顎の位置がずれる」といった症状を引き起こすことがあるのです。

詰め物や歯の突起が頬面に干渉して不快を感じるため、口を開けることを本能的に避けてしまい、口が開かないのではなく、「開けない」ことを自ら無意識に選択しているというわけです。

口が開けづらいと顎関節症になったり、正しい噛み合わせにならないことで骨格に歪みが出てしまい、関節痛が発生したりします。自覚がないほどのわずかな口の中の違和感が、実は全身に影響を与えているのです。

舌に詰め物や歯が当たる場合

体を横に向けて寝ると、髪も一緒に体が向いている方向に垂れ下がります。舌も同様で、引力によって体の向いている方向に下がり、歯の内側に当たります。この時、舌が触れる歯や詰め物に違和感があると、本能的に避けようとします。舌はとても敏感な臓器なので「何かが当たっているからイヤだ」「どうも違和感があるな」と本人が気づいていなくても、無意識に感覚として体や脳は嫌がります。どちらか一方だけに体を向け続けるようになると、体の左右対称性が崩れ、次第に別の痛みや曲げづらさなどの不具合が出てきてしまいます。

根本的な原因は、不具合の出る場所ではなく口の中で無意識に感じている違和感です。波動歯科治療では、不快の原因となっている歯や詰め物の細部まで特定をし、治療することで干渉をなくし、同時に波動を調整します。そして痛みなく、副作用なく、短時間でこれらの症状を改善することを目指します。

体幹の安定は「舌の安定」にあり

口の中で舌がどの位置にあるのかは非常に重要です。何もしない時、舌が上顎に触れているのが正しい位置です（写真8）。

上顎を舌で触るとザラザラしている部分がありますが、この部分を「横口蓋ヒダ」と呼びます。ザラザラした部分に舌の上面が触れている、またはくっついている状態が正しい舌の位置です。

舌が正しい位置にあることで、次のようなメリットがあります。

・気道が開くため、息苦しさがなくなる
・鼻呼吸がしやすくなる
・深い呼吸ができる
・喉の炎症を抑える

【写真8】舌の上面が横口蓋ヒダに触れていますか

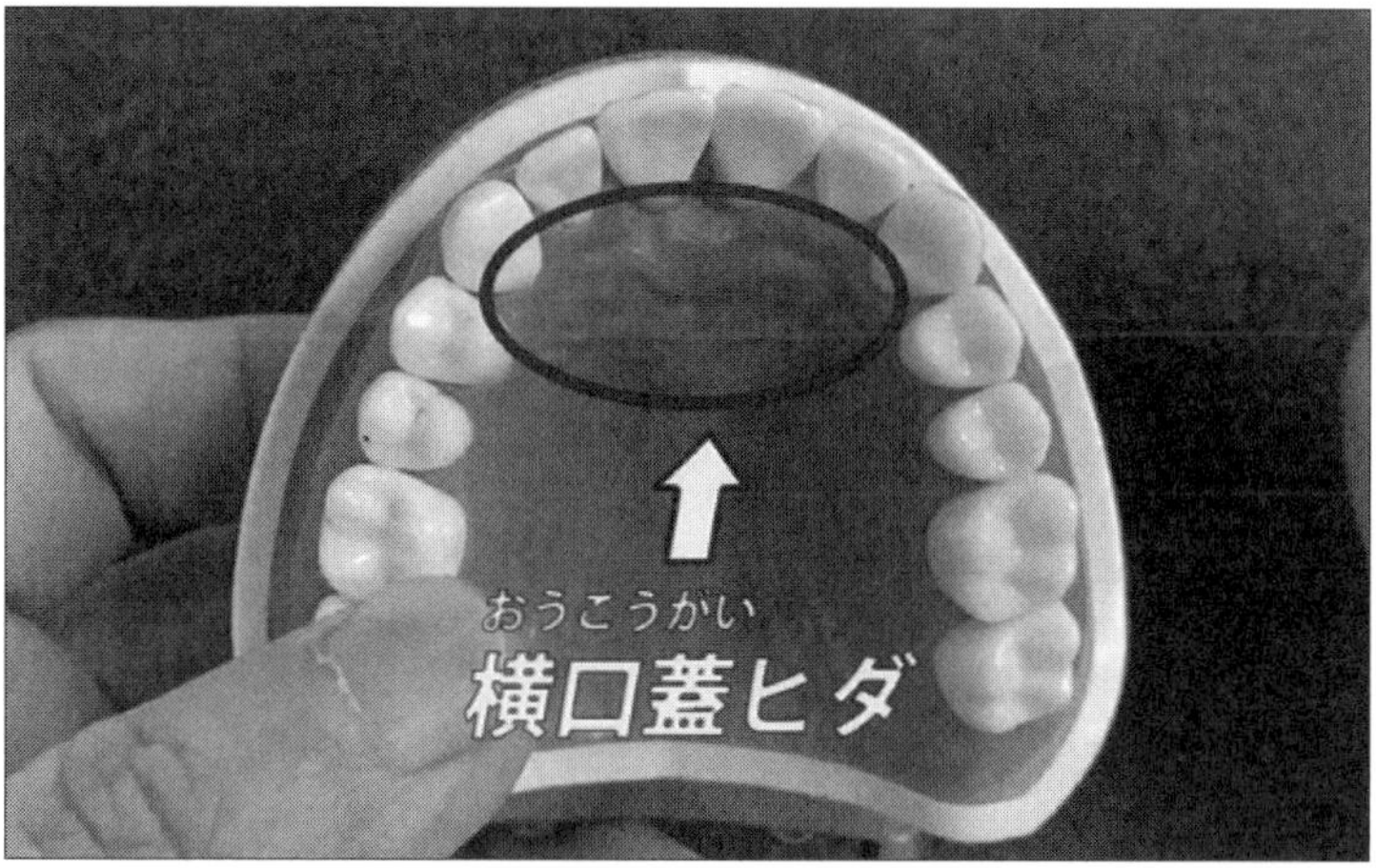

・いびきが軽くなる、止まる
・各種アレルギー症状を軽減する
（喉の炎症が改善するため）
・口の中の唾液分泌が増える
・消化が良くなる
・食いしばりを防ぐ
・歯並びが整う
・虫歯予防になる
・発音が明瞭になる
・天地人が繋がる

一方、舌が下がっていて下前歯にくっついている場合には、喉の奥に舌が入るため気道が狭くなってしまいます（図30）。

気道が狭くなると呼吸が浅くなるため、

【図30】舌が喉の奥に入ると気道が狭くなる

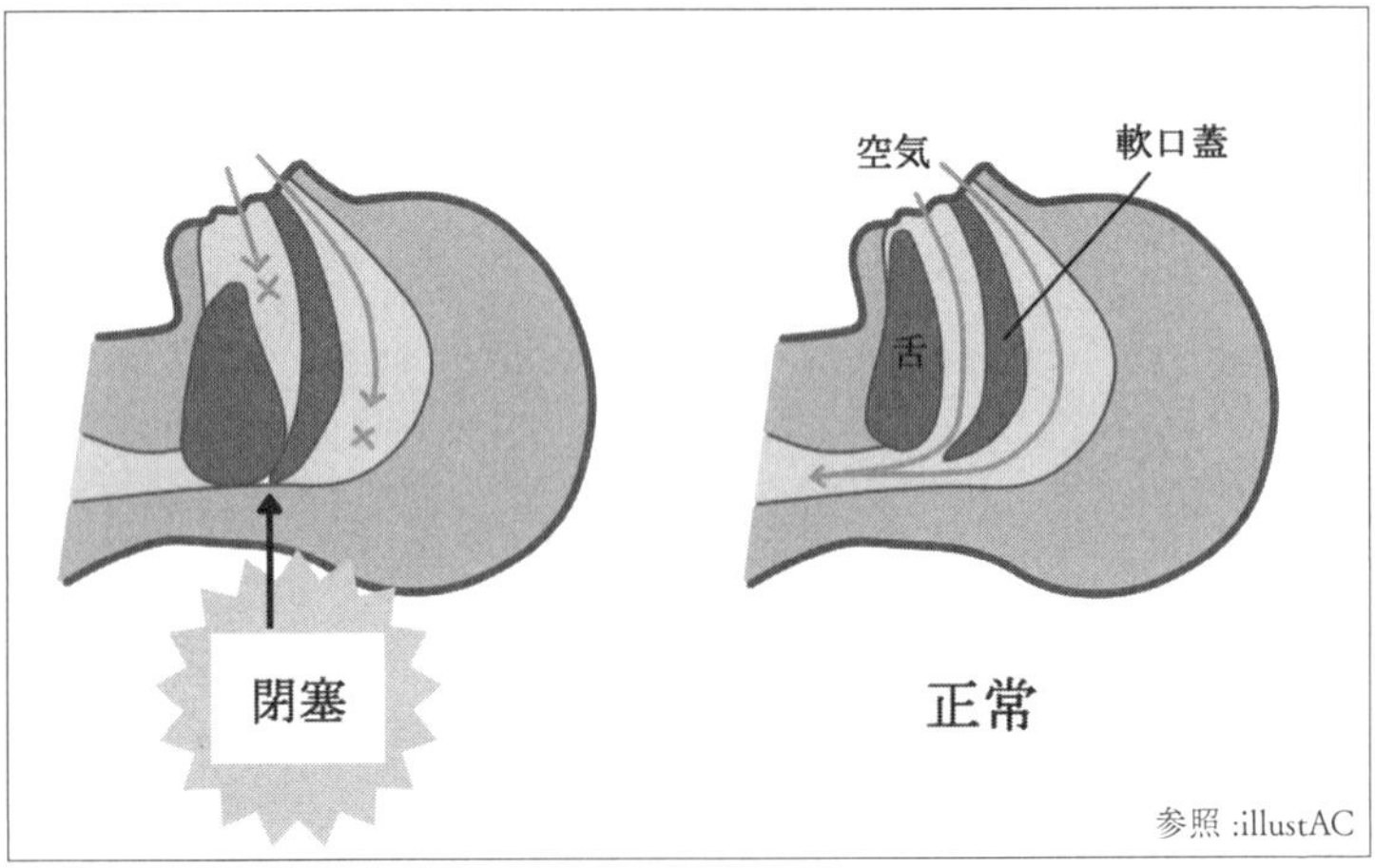

自律神経のバランスが崩れ、リラックス状態を作り出すことが困難になります。

緊張状態が続くと筋肉のこわばりを招き、次のような症状を引き起こします。

・酸欠による脳機能低下
・睡眠時無呼吸症候群（時に突然死）
・咽頭炎症
・ひどいいびき
・首にアトピーなどの強い炎症
・各種アレルギー
・病巣感染
・仙腸関節や股関節可動不全から生じる腰痛、股関節痛など

【図31】舌骨の役割

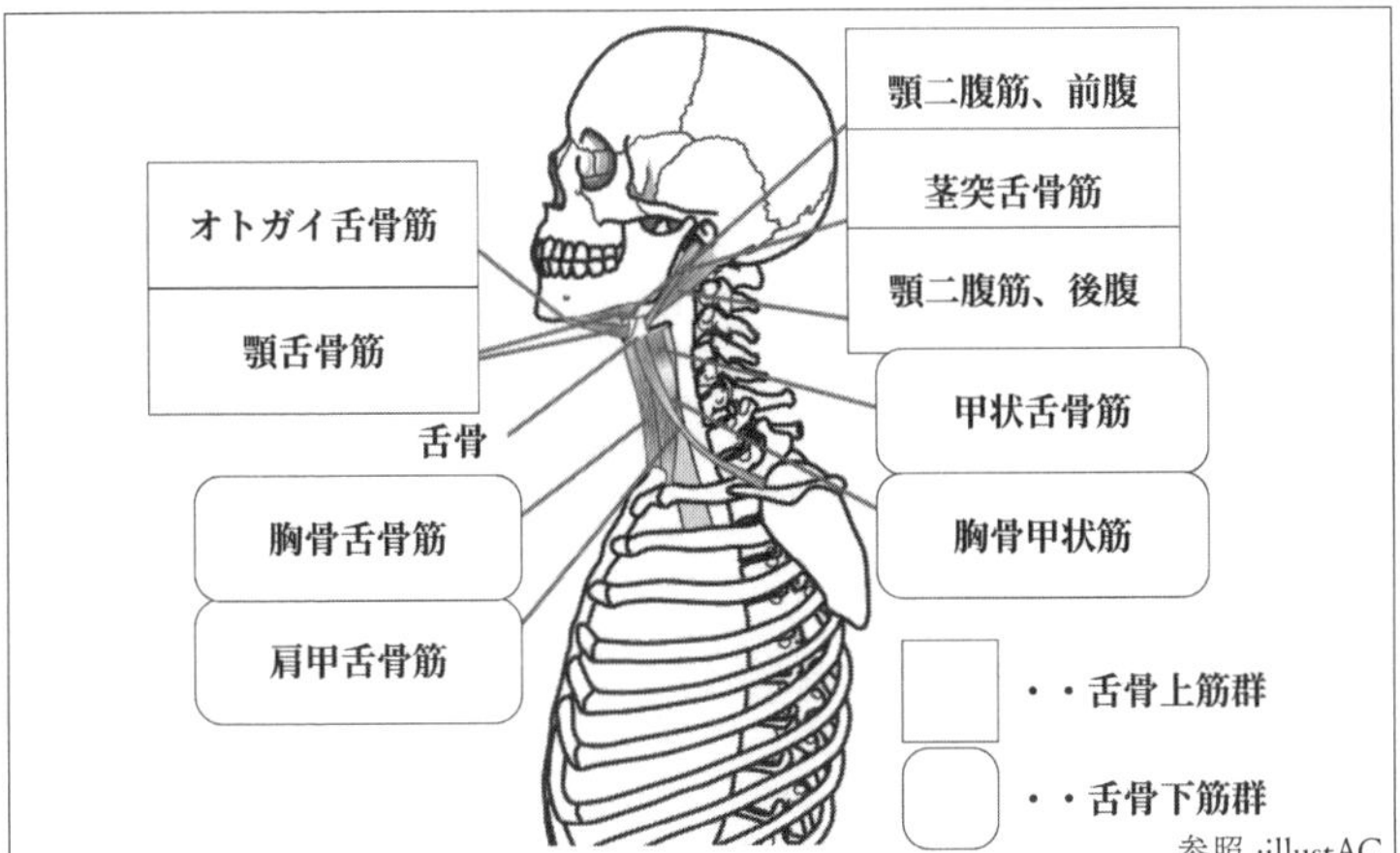

参照 :illustAC

もしも舌の位置が上顎から離れている場合には、波動歯科治療で正しい位置である横口蓋ヒダに触れるように調整することが可能です。

舌を支える骨「舌骨《ぜっこつ》」

舌骨とは、下顎と喉仏の間に位置するU字型の骨です（図31）。

この骨は他の骨と直接繋がっておらず、筋肉だけに囲まれている非常に珍しい構造をしています。

舌骨は舌を支える役割のほかに、周りの筋肉と連携しながら噛む、飲み込む、息をする、話すなど、日常生活に欠かせない機能をサポートしています。

舌骨に繋がる筋肉は、首、肩、胸の筋肉とも連動しているため、舌骨を動かすときには体幹の筋肉も一緒に働くことになります。

つまり、舌骨は全身の筋肉と密接に関わり合い、私たちの体の動きやバランスをいつも支えてくれているのです。

当たり前にある「舌」の存在を、あらためて口の中で意識することはなかなかありません。

しかし、歯や詰め物の突起に舌が触れている場合、舌は無意識にその刺激を感知します。自覚して気づくことがなくても、舌が正位置に安定していれば体幹の安定に繋がるということをしっかり認識しておく必要があります。

姿勢改善にも波動歯科治療

姿勢が悪いと腰痛や膝痛を引き起こし、全身に影響を与えます。また、姿勢には人それぞれの癖もあります。長年にかけて習慣化され凝り固まった姿勢をすぐに治すのは難しいものです。

しかし、口の中で発生している波動が姿勢に影響を与えていると考えるのが波動歯科治療の概念です。姿勢はおおまかに三種類に分類されますが、次のような症状をお持ちではないですか？

立ち姿勢に問題がある場合

朝は楽だが、だんだんきつくなる

寝ている姿勢に問題がある場合

朝がしんどくて、起床後だんだん楽になる

座り姿勢に問題がある場合

椅子に座っているとつらくなる

これらのようなお悩みも、波動歯科治療によって体の歪みや関節痛の改善に繋がり、結果的に姿勢改善が実現します。

次の症例の患者さんの場合は、背骨を支える肩甲骨や股関節が柔軟に機能していなかったことから背骨が伸びずに曲がってしまい、これが内臓に影響を与え、体のだるさの一因となっていました。

【症例】体がだるく、慢性頭痛がひどい（40代・女性）

お悩み・症状

体がだるく、長年にわたり頭痛が続いている。普段はマウスピース型矯正装置（以下、マウスピース）を着けている。

診断と治療

①体幹バランステストで状態を確認

・肩甲骨の状態を確認
・右肩に痛みを感じ、動かすことを嫌がっている
・左右の足の可動域を確認
・右足の股関節が硬くなっている

②原因の特定

・患者さんの手のひらにマウスピースを置いてO－リングテストを実施
・マイナスの波動を出している部分を特定
・第三者を通して行う間接法でも、マウスピースの同じ箇所が特定

③波動歯科治療の実施

・調整研磨をして波動を調整
・肩甲骨と股関節の開きを再確認
※マウスピースは未装着だが痛みは消えている
・マウスピースを装着
・クラウン（被せ物）を調整研磨して波動を調整
・肩甲骨と足の可動域を確認
・クラウン（被せ物）を装着
・噛んだ時にマイナスの波動の音を出している歯を特定
・調整研磨により波動を調整

治療後の変化

・マウスピースを口に戻す前に、肩甲骨と股関節の柔軟性が改善
・マウスピースを入れて体幹バランステストを実施すると、フラつかずにしっかりと安定

- 被せ物を入れた後は、さらに肩甲骨と前屈の柔軟性が改善
- マイナスの波動を出す歯を特定し、波動を調整
- 噛んだ時の音の波動でフラついていた体感が安定

ご本人談

装着していないのに身体が柔らかくなるので不思議。痛みもなくだいぶ楽になりました。頭痛もだるさも治りました。

実際の様子

藤井式クラウンセット法

https://www.youtube.com/watch?v=0JPu8-Yp-Rc&t=233s

新しい被せ物を作る際には、数ある素材の中から患者さんに合ったものをOーリン

グテストで選定しておく必要があります。患者さんに合っていないものを選んでしまうと違和感が起こり、マイナスの波動が共鳴を起こして症状を悪化させてしまうのです。

「治る」を目指す波動歯科治療

医学の目的は病気を治すことです。できれば対症療法ではなく根本治療を目指したい、治療効果を継続させたい。体の不調や痛みがなくなり、支障なく生活を送れること、耳の聞こえが良くなり会話が楽しくなること、肩凝りが消えて楽になること、膝の痛みがなくなり階段をスムーズに上り下りができることです。

噛み合わせと全身の関係については、長年西洋医学でも研究されてきました。歯科医院に行くとよく「噛み合わせ」と耳にしますが、これは読んで字のごとく、噛んで合わせることを指します。

日本でも1980年代後半に噛み合わせ治療が盛んになり、多くの歯科医師が取り入れるようになりました。物理的に噛み合わせの調整をすることによって、顎関節の痛み、難聴、耳鳴りや、めまいなどを治療する、または症状を改善するというものです。

しかし、実際のところ私たちは普段、昼間はほとんど歯と歯を噛み合わせてはいません。上の歯と下の歯が物理的に当たっている時間は、せいぜい24時間のうちの5～10分程度ではないでしょうか。食べている時でさえも、常時噛み合わせているわけではないのです。

歯科学会でも噛み合わせ治療の症例発表が盛んになり、様々な治療法が現れましたが、次第に下火になり、今となっては噛み合わせ治療も当時ほど盛んには行われなくなりました。

つまり、噛み合わせが原因とはいえ、単に上の歯と下の歯の噛み合わせがずれていることだけが、不調の原因であるとは限らないのです。

マウスピースを入れて噛み合わせを変える治療も盛んに行われてきましたが、入れた時に体の不調は改善されても、外せばまた不調が出てきてしまう。

つまり、マウスピースというツールによって治療のスタートは切れるのですが、一時的に症状が和らぐものの、その後ずっとマウスピースを入れ続けなくてはいけなくなり、「治る」というゴールにたどり着くことはできないのです。

さらには、マウスピースを入れ続けると歯が沈下して、噛み合わせがさらに崩れる場合もあります。

Column

宇宙と人を繋ぐ「松果体」

人の脳には、睡眠ホルモンのメラトニンを分泌する「松果体」という部位があります（図32）。この松果体が活性化されていなければ、宇宙の叡智であるエネルギーを受け取ることができません。

では、どうすればこの松果体を活性化させることができるのでしょうか。

松果体を構成する成分の一つにケイ素（元素記号「S・i」）があります。ケイ素は単独では自然界に存在しておらず、酸素と結びついた二酸化ケイ素（元素記号「S・i O2」）という化合物となって自然界に存在しています。

ちなみに、火山活動や地熱現象によって溶解された二酸化ケイ素が、再び冷やされ長い年月をかけて結晶化したものが「水晶」です。

つまり、水晶には松果体を構成する成分の一つである「ケイ素」が含まれているのです。松果体を活性化させるには、水晶の波動を利用するのも一つです。い

【図32】松果体の位置

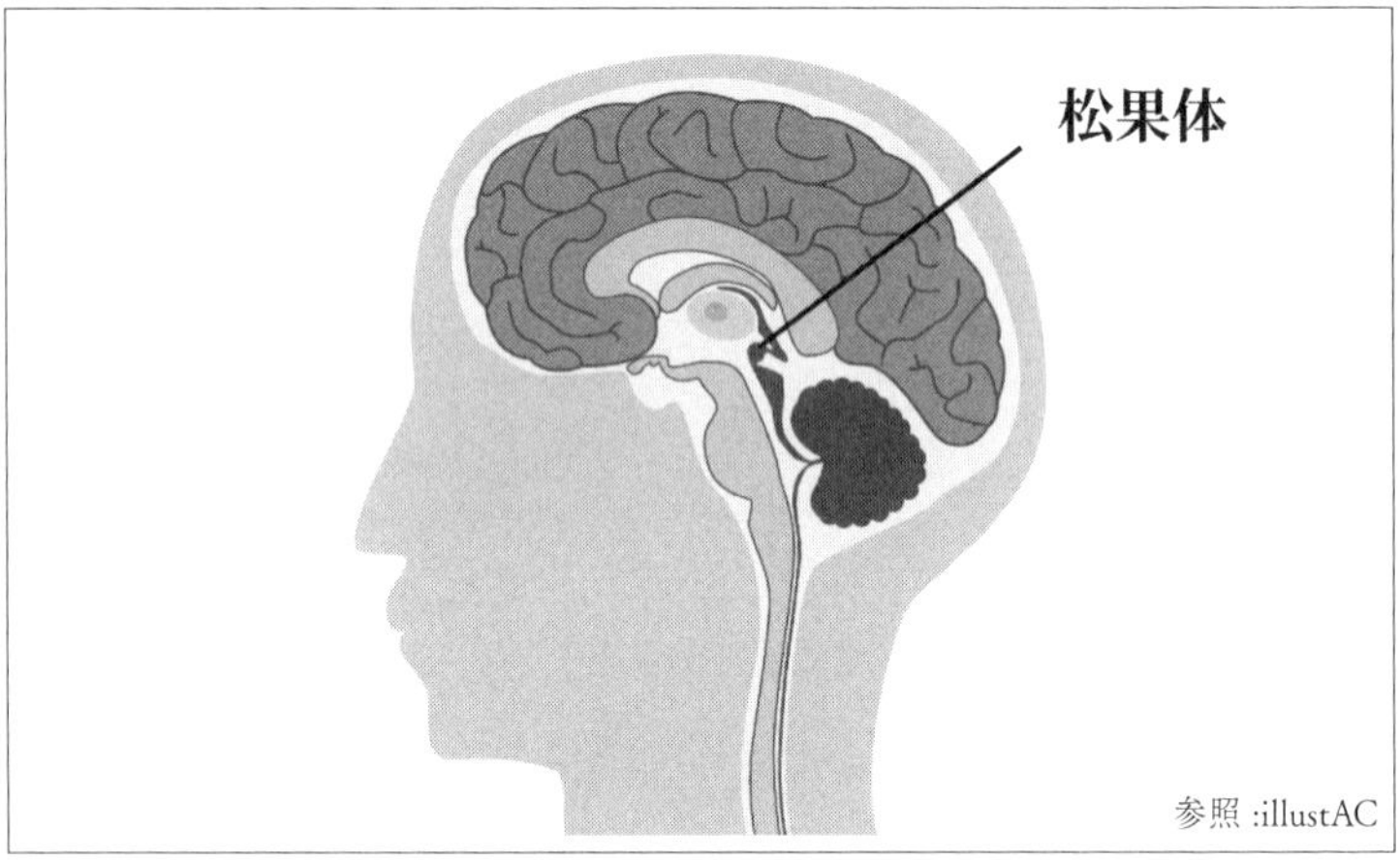

参照 :illustAC

わゆる水晶パワーと呼ばれるものです。「ケイ素水」という水が市販されていますが、これは水晶や石英《せきえい》などの二酸化ケイ素化合物から製造されています。

ケイ素水は体に塗ったり飲んだりすることで、松果体を活性化させることができます。

また、「チャクラ」という言葉を耳にしたことがあると思います。

チャクラとは、私たちの体に生命のエネルギーが出入りする場所のことを指します。

チャクラの語源は古代インドの言語であるサンスクリット語に由来してい

て「円」や「輪」を意味します。円や輪といえばグルグルと回るイメージが湧くように、チャクラからエネルギーが滞りなく出入りすることによって、全身に循環がされるのです。

ちなみに、エネルギーは呼吸の「吐く」と「吸う」を繰り返すのと同様に、出入りのどちらか一方通行だけでなく「出る」と「入る」を繰り返しているのが通常の状態です。

「チャクラを開く」とよく言いますが、これはエネルギーの出入口を開くという意味で、チャクラが閉じるとエネルギーの循環ができなくなり、場合によっては心や体に不調をきたすこともあります。

エネルギーが出入りするチャクラは、人の体に7カ所あるといわれています(図33)。ちなみに、松果体は第6・第7チャクラにあたります。また、第6チャクラはちょうど眉間のあたりにあり「第三の目」とも呼ばれています。この第6チャクラを活性化することで、宇宙の叡智であるエネルギーを受け取ることができるのです。

第6チャクラが活性し、第三の目が開くと、ひらめきや直感力が高まります。

【図33】チャクラについて

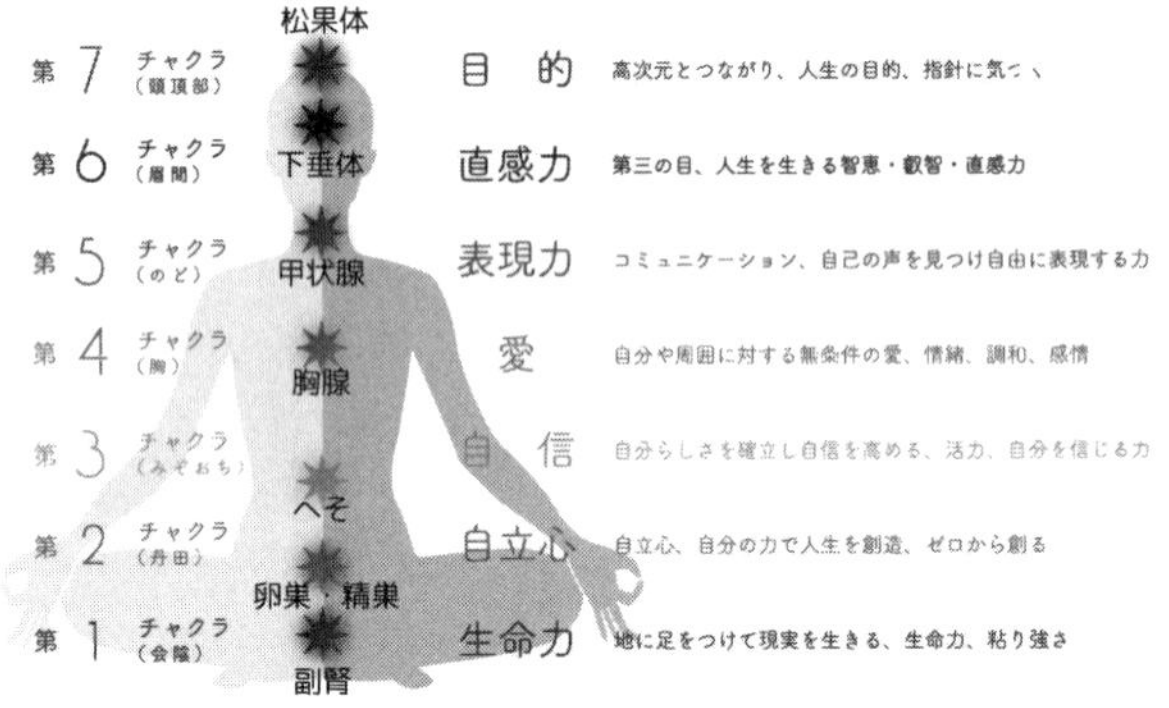

エネルギーが出入りするチャクラの位置

引用 :illustAC

私たちは、何かしらピンと来たり突然アイデアが湧いたりする時「ひらめきが降りてくる」という言い方をしますが、これはまさに宇宙から叡智を受け取っているということなのでしょう。

ちなみに、第6チャクラを不活性化させる要因には

・フッ素
・水銀
・有害電磁波

などが挙げられます。

松果体が不活性化すると、肩甲骨周りの可動域が狭くなるのですぐに確認することができます。

一方で、第6チャクラを活性化させる

方法には
・ケイ素水や第7チャクラ水を印堂（眉間のあたりの第6チャクラ、第三の目ともいう）に塗り込む
・水晶の波動を受ける（部屋に置いたり、身に着けたり、水晶で音叉を鳴らすなど）
・太陽の光を浴びる
などが挙げられます。

おさらいになりますが、天地人を繋げるとは「宇宙」「地球」「自分自身」のエネルギーを一本の柱のように繋げることです。

私はこの「天地人」を繋ぐ波動歯科治療を行う際に、「第7チャクラ水」と「稲妻水」も使用します。

第7チャクラには、宇宙や魂を繋ぐ場所という意味合いがあります。

波動歯科治療はまさに宇宙と繋がり波動を整える治療ですから、私は第7チャクラを活性化させるにはどうすればいいのか、数え切れないほどの試行錯誤を繰り返しました。

あらゆる可能性をO-リングテストで探りながら、独自開発の末に誕生したの

が「第7チャクラ水」です。

第7チャクラ水の使い方

・頭のつむじに1滴垂らし、中指でくるくると塗り込む
・印堂にくるくると塗り込む
・盆の窪（首の後ろにあるくぼみ）にくるくると塗り込む

第7チャクラ水をそれぞれの部分に塗り込むと、第6チャクラも活性化してきます。「視界がパッと明るくなりスッキリする」「意識が醒める感覚でしょうか」「呼吸が深くなる感じ」と体感する人もいます。

つまり第7チャクラ水は、宇宙と繋がりやすくなる第6チャクラをも同時に活性化させることができるのです（図34）。

また「稲妻水」は雷の落ちた池の水を原料にして作られています。稲妻という字には「稲」という漢字が入っていますが、昔から「雷の落ちた田んぼの稲はよく育つ」という言い伝えがあります。その力を利用した池の水を汲み取り、プラ

【図34】第6・第7チャクラの活性化

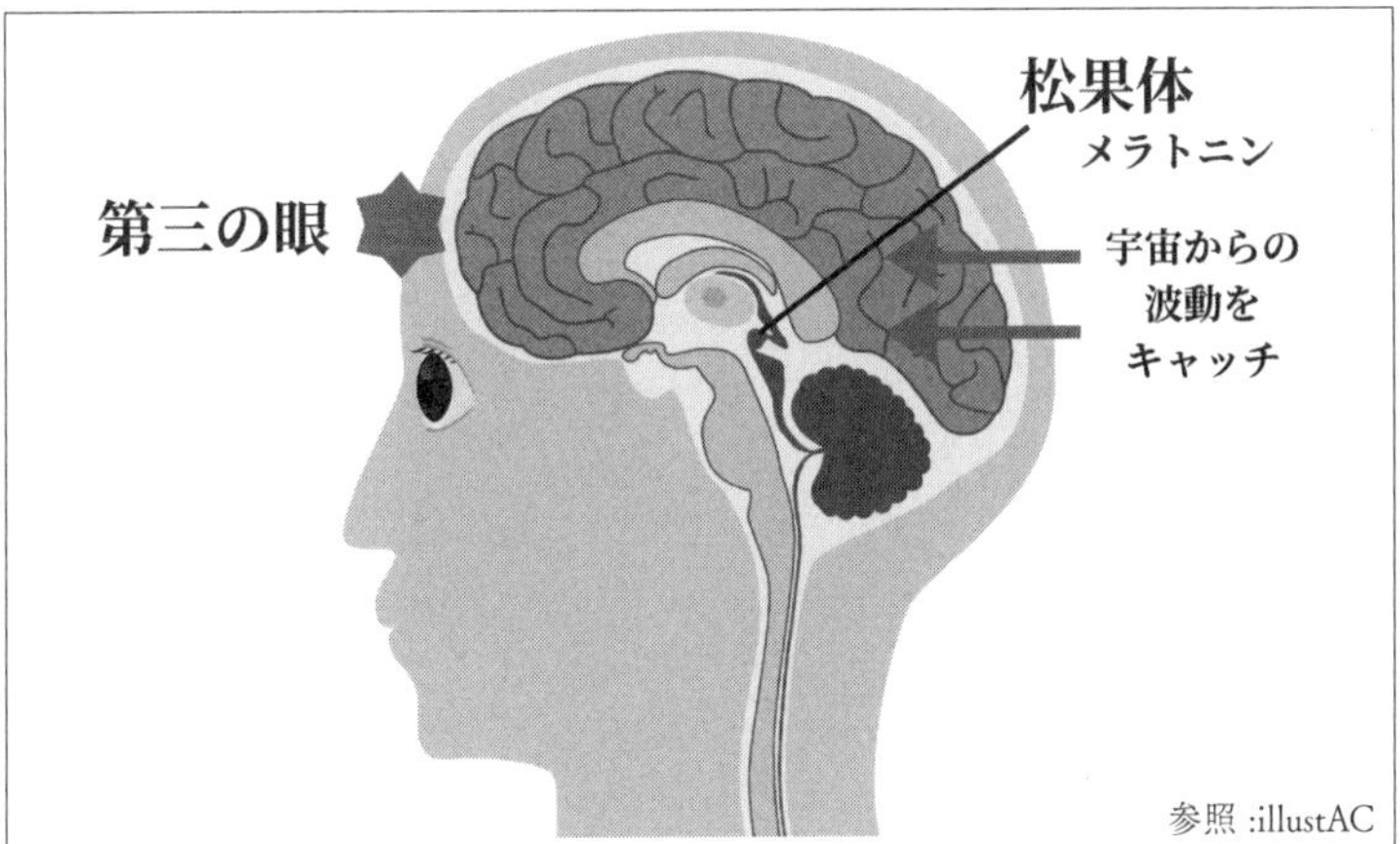

ズマ処理をしたものが稲妻水です。

稲妻水の使い方

・胸の間、第4チャクラ部分にシュッシュと2回吹きかける
・へその下の第1チャクラ付近、そして足の甲にシュッシュと2回吹きかける

稲妻水を吹きかけることでグラウンディングをサポートし、不安定な体幹が明らかに変わるのを実感いただけます。体幹バランステストでフラついていた足元がしっかりと安定し、どれだけ押してもグラつかなくなるのです。

「天」に異常がみられた場合には、第

7チャクラ水を頭頂のつむじ、印堂、盆の窪に塗って波動を整えます。「地」に異常がみられた場合には「稲妻水」を左右の足の甲にスプレーします。第7チャクラ水をおへそに1滴垂らせば、有害電磁波の影響を軽減させる有効性もみられます。

これらは子どもからお年寄りまで誰にでも簡単に使えるので、皆が宇宙と繋がり、天地人と繋がりやすくなる貴重なアイテムです。

宇宙からの叡智を受け取って、心身共に健康な状態を維持していきましょう。

第4章

これからの時代に求められる統合医学

医療が破綻しないために

高齢社会の様々な課題の一つに医療費があります。

厚生労働省が２０２１年に発表した「国民医療費の概況」によると、65歳以上の医療費は全体の約60％にのぼります（図35）。医療費を減らすには、高齢者の病気やケガを予防して、医療にかからないことが理想です。

例えば高齢者が転倒して入院すれば、体を動かさなくなり体力の回復には多くの時間がかかります。回復すればいいですが、高齢者の場合は元通りには回復できずに日常生活で人の助けが必要になり、要介護の状態になるケースは少なくありません。

日本の高齢化はますます進み、医療費も年々財政を圧迫しています。認知症の薬や抗がん剤は薬価が飛び抜けて高く、もしもそれらが保険適用されれば、日本の健康保険制度は本当に破綻してしまうのではないでしょうか。

アメリカでは日本のような国民皆保険制度がなく、医療費は信じられないくらいに

【図35】厚生労働省「令和3（2021）年度 国民医療費の概況」より

年齢階級	国民医療費（億円）	構成割合（%）	人口一人当たり国民医療費（千円）
総数	450 359	100.0	358.8
65歳未満	177 323	39.4	198.6
0～14歳	24 178	5.4	163.5
15～44歳	53 725	11.9	133.3
45～64歳	99 421	22.1	290.7
65歳以上	273 036	60.6	754.0
70歳以上（再掲）	233 696	51.9	824.5
75歳以上（再掲）	172 435	38.3	923.4

高額です。

例えば盲腸の手術に300万円かかるなど、医療費の支払いが原因で自己破産する人も多くいます。そういう背景もあってか、アメリカでは瞑想(メディテーション）やヨガなどの活動が盛んです。

一方、日本の医学界は西洋以上に西洋化が進んでいます。明治維新以降「脱亜入欧」を掲げた影響が医学にも色濃く残っているのです。

たしかに、西洋医学が医学の進歩に多大なる貢献をしてきたのは事実です。

しかしその一方で、明治時代まで受け継がれてきた鍼や漢方などの東洋医学が排除されてしまった結果、現代では治すことの難しい病気が数多く存在するようになりました。

新神戸歯科に来院される患者さんは、西洋医学では根治できない、西洋医学に不信感があるという人たちが多いです。「何年も痛みが続いたまま」「どの病院に行っても良くならない」「万策尽きた」という方や、何度も手術をしたり長い入院生活を繰り返してきた患者さんもいました。

治療は長引けば長引くほど医療費がかかり、体には大きな負担がかかり続けます。長い療養生活をするよりも、痛みと副作用がほとんどなく即効性のある波動歯科治療の存在を、まだまだ多くの方に一刻も早く届けていかなくてはなりません。

私が波動歯科治療にたどり着くまで

今から90年ほど前、アメリカの耳鼻科医であるコステンという医師が「噛み合わせの不具合が耳の不調やめまいなどを引き起こし、噛み合わせ治療で症状が改善される」

と発表しました。これを機に、歯科医師たちは噛み合わせに注目するようになりました。

その後、アメリカでは顎関節症の治療が広まり、1980年代からは日本でも「噛み合わせから全身を治療する」といった論文が出されたり、学会が発足されたりしました。医学界や治療法にも、このように流行り廃りがあるのです。

私自身は「口腔内と全身の関係」に関する研究を30年以上にわたって継続し、とにかく患者さんの不調を改善することだけをゴールにおいて治療を行ってきました。

調整した入れ歯をまだ装着していないのに症状が良くなるということは、西洋医学では説明がつきません。説明はつかないけれど、現象として起きている事実があるのだから応用すればいいのです。その技術やメソッドは今もなお研究を重ねています。

国内外問わず国際学会や基調講演、セミナーなどのご依頼にもお応えしてきました。長年にわたり、私の講演会では希望者にその場で治療を受けてもらい、参加者には目の前で患者さんが治る様子を見てもらっています。脳歯科や波動歯科治療を初めて見る方からすれば摩訶不思議な現象に映るでしょうが、種も仕掛けもありません。

波動歯科治療とは、125年を超える歴史の中で進化し続けてきた量子力学で解明されている、れっきとした治療法なのです。

診療科目や学問の壁を越えた治療の可能性

「波動」は量子力学という学問によって科学的に解明されています。量子力学は物理学なので、波動の概念は物理学に属します。学問の世界は縦割りになっていますから、歯科医師と物理学者とのコラボが重要なのですが、実現にはまだ壁が存在します。医療だけでも内科・外科・耳鼻科・眼科、そして歯科など、多くの診療科に分かれています。診療科を越えて論文を発表したり、一人の患者さんを診察して意見を交わしたりすることは少ないです。口の中と全身は深い関係があるにもかかわらず、口の中だけが歯科医師、その他は別の専門医というように、診る医師が異なるのです。

波動歯科治療は、物理学と医学の両輪があって実現する医療です。歯から出る波動を調整することで「全身」を治療することのできる優れた治療法なのです。

スピリチュアルが大切な理由

健康な状態とは、心身ともに完璧にコンディションが整っていなければならないのかというと、必ずしもそうではありません。肉体的に多少の問題があっても、健康状態を維持できている人は世の中にたくさんいます。

例えば、歯並びが悪くてもオリンピックでメダルを獲得している選手や、腰が曲がり歯が揃っていなくても、いつも笑顔で長生きしていた（故）きんさん・ぎんさんなどです。そのような人たちが健康でいられるのはなぜなのか。その理由はきっと、肉体以外のスピリチュアルな部分が安定しているからなのでしょう。

多少肉体に不具合があっても不健康にならないのなら、あらゆる治療に先立ってスピリチュアルの安定を図ることは非常に大切です。そうすれば、従来の西洋医学での治療を大幅に低減させることができるのです。

世の中に存在する波動療法

波動療法とは、乱れた波動を正常な状態に戻して不調を改善する治療法です。例えばカラーセラピーは、色が発する波動を応用することで体を正常な状態に戻す療法です。

「今日は何色の服を着て行こうかな」と考えて「これにしよう！」と直感で選ぶことで、実はその色がその日の体の不調を補正してくれているのです。色で体調が変わるなど西洋医学では受け入れられない理論ですが、現象としてあるのは間違いありません。

メガネにもカラーセラピーを応用することができます。患者さんがメガネをかけている場合、マイナスの波動と干渉する色のマジックでメガネにほんの少しだけ色をつけるのです。

これは波動を調整するためですが、動かしづらかった腕が、メガネに色をほんの少しつけただけで動きやすくなるようなことは、よくある話です。これはまさに波動が整った証です。

また、音の波動を利用して乱れた波動を正常な状態に調整するサウンドセラピーには音叉や楽器演奏、歌声などがあります。胎内の赤ちゃんにクラシック音楽を聞かせるというのも、波動を取り入れた脳の活性化に繋がります。

過去には、ピアニストやオペラ歌手への波動歯科治療によって、ピアノの音色や歌声が明らかに変わったという実話もあります。

これらの波動療法は、手術や投薬で治療をする西洋医学とは一線を画し、量子力学の原理を応用した有効性の高い治療法なのです。

声楽コンサートがサウンドセラピーに⁉

私たちが聞いている「音」は空気の振動として耳に届きます。この振動は耳の外側にある耳介《じかい》で音として集められ、外耳道を通って鼓膜に伝わり、最終的に音として認識されます。

「音」が振動として伝わるということは、その振動には波が起きています。

つまり「音」とは波動そのものなのです。そのため「音」は人の体に大きな影響を与えることが分かっています。

声の発生源は体内にあるため、体調によって声から発する音は大きく変わります。もちろん声も波動を発しているので、プラスの波動が出ていれば人に良い影響を与え、マイナスの波動が出ていれば人に悪い影響を与えます。

つまり、プラスの波動を出す声はサウンドセラピーになるのです。このことを裏付ける出来事がありました。

2024年、とある声楽家の知人に頼まれて、来日していたイタリアのオペラ歌手の波動を調整する機会をいただいたのです。

治療方法には従来通り、Oーリングテストを用いました。

声を出しながらOーリングテストで指が開く場合には、自分の体が嫌がっている声の波動が出ていると診断できます。嫌がる声の波動があると、無意識に発声を抑える原因となってしまい本来出せるはずの音域や声量が発揮できなくなってしまうのです。

また、体幹バランステストで腰を押すと足元がグラついていました。原因となる歯を特定して歯の波動を調整したところ、彼の声量や響きは会場にいる全員が感動するほど明らかに変化したのです。

その後、ピアニストの波動を調整したらピアノの音色まで変化してしまいました。もちろんピアノには全く触れていません。ピアニストの姿勢を安定させ、楽譜を読むためのタブレットから発していた電磁波の影響を防いだのです（写真9）。

【写真9】ピアニストの波動を調整している様子

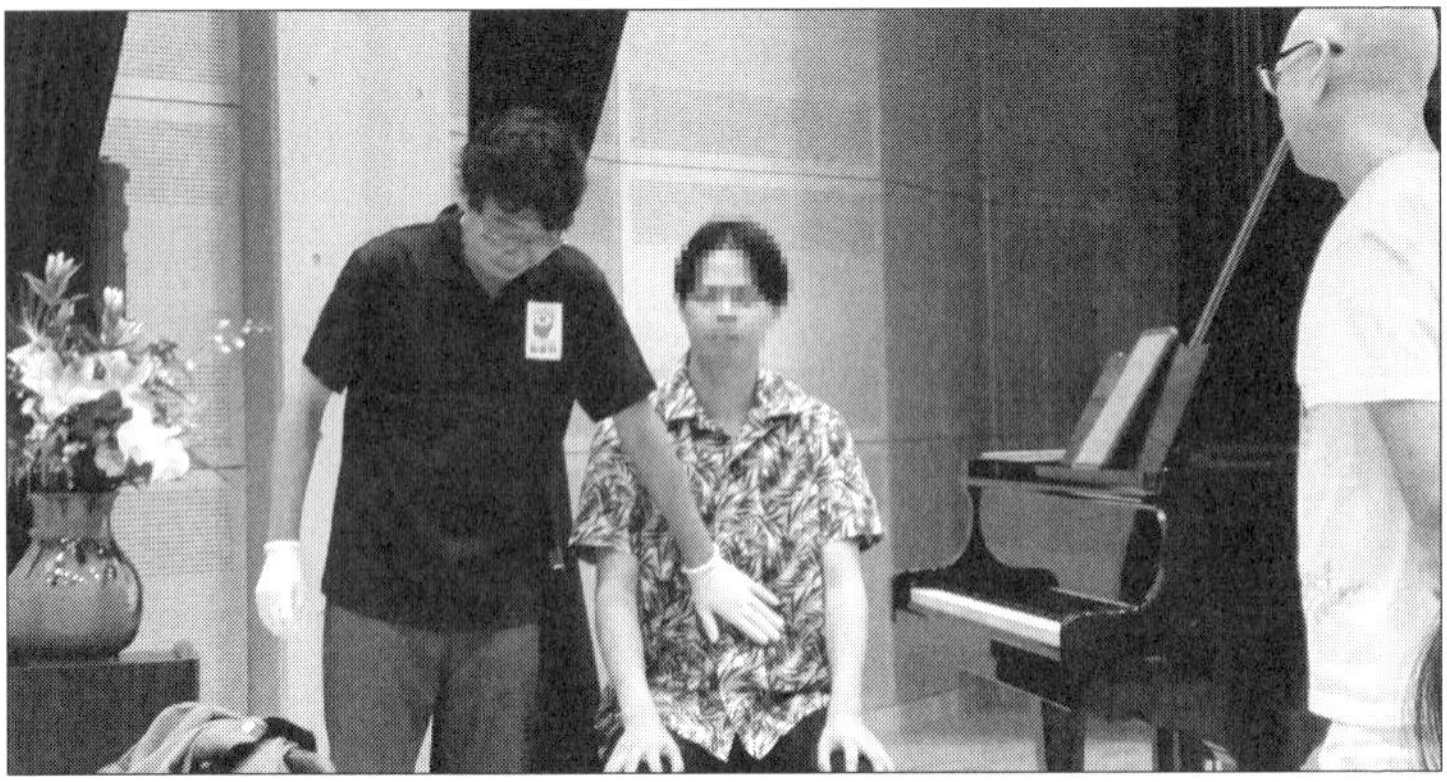

観客から「腰痛が治りました」という驚きの声

そして迎えたコンサートの本番当日。ホールには美しい歌声とピアノの旋律が響き渡り、演奏が終わると大きな拍手喝采が沸き起こりました。

出演者たちの見事なパフォーマンスに会場全体が包まれる中、コンサートは大成功で幕を閉じました。

主催者が観客を見送っている時のこと。一人の観客が「腰が痛かったのが治りました！」と笑顔で言ってきたそうです。それだけではありません。「とても気分が良くなった」「体の調子が良くなった」といった声が次々と届き、これには主催者も驚きを隠せなかったと言います。

これまではコンサート後に「素晴らしい演奏でした」「感動しました」と言われることはあっても、「腰痛が治った、なんて言われたことは一度もなかった」と驚きを隠せない様子でした（写真10）。

数週間後、知人の声楽家の依頼を受けて生徒さんたちの声の調整も行いました。あ

【写真10】参加者の感想

9月17日・

声楽の師、しゅう先生と愛さん率いる
全国の声楽仲間と

島根の国際交流コンサートツアーに
参加させて頂きました!

イタリアから来日された
ピッコーネさんとの
コンサートライブは最高でした。

このツアーに先日お会いした歯科医の
藤井先生が参加されていたのは
驚きでした。

その藤井先生が、ピアノ担当の方の
身体を調律されると、
みるみる音が変わり、声も変わり
会場の参加者の身体の痛みが取れていく
というミラクルまで体験させて頂きました。

地元の海神楽も堪能させて頂き
感動のあまり、涙が出てしまいました。

音楽っていいですね。
出愛は素晴らしい!
移動中もみんなで歌い
夜は語り合いました。

る生徒さんの声帯の活性化をしたところ、その歌声を聞いていた人々が感動のあまり涙を流し始めたのです。

別の生徒さんは入れ歯の調整によって「声がすごく楽に出るようになりました。出る場所がいつもと違う」と喜びを隠しきれない様子。メガネの調整をした方は「顔の形が変わったようで、息の通り道ができたみたい」と感動されていました。

声楽家たちは思うように声が出ないとき、全力で声を出そうと頑張ります。

しかし、波動治療を受けることでその努力は必要なくなります。声の波動が整うことで自然と声量や声質が変わり、プラスの波動を帯びた音を発することができるようになるのです。

後日、本書の編集者にも波動調整を行いました。するとやはり発声が明らかに変化しました。彼女は「自分の声じゃないみたい」「声がいつもと違う場所から出ている」「歌詞が自然に降りてきて歌わされているような感覚」と話していました。

波動治療はプロの声楽家だけではなく、素人に対しても声の性質を変え、声の波動を変えることができるのです。波動の力が歌声を通し、その場にいる人々の体や心にポジティブな影響を与えることが証明された機会でした。

インド大聖者との奇跡の出逢い

2024年5月、私はあるインドの大聖者に招喚いただき、波動歯科治療を伝えるためインドへ渡りました。波動歯科治療はインドでBD（Brain Dentistry）と名付けられ、現地では歯科医師たちに4日間の治療レクチャーを行いました。

一体なぜ私がインドで波動歯科治療を教えることになったのか。それはまさに奇跡のような出来事でした。

あるとき東京で開催された講演会後の予定が急遽変更となり、たまたま時間の空いたタイミングでインド大聖者と会う機会に恵まれ

【写真11】2024年4月某日
シュリ・シュリ・ラヴィ・シャンカール氏と

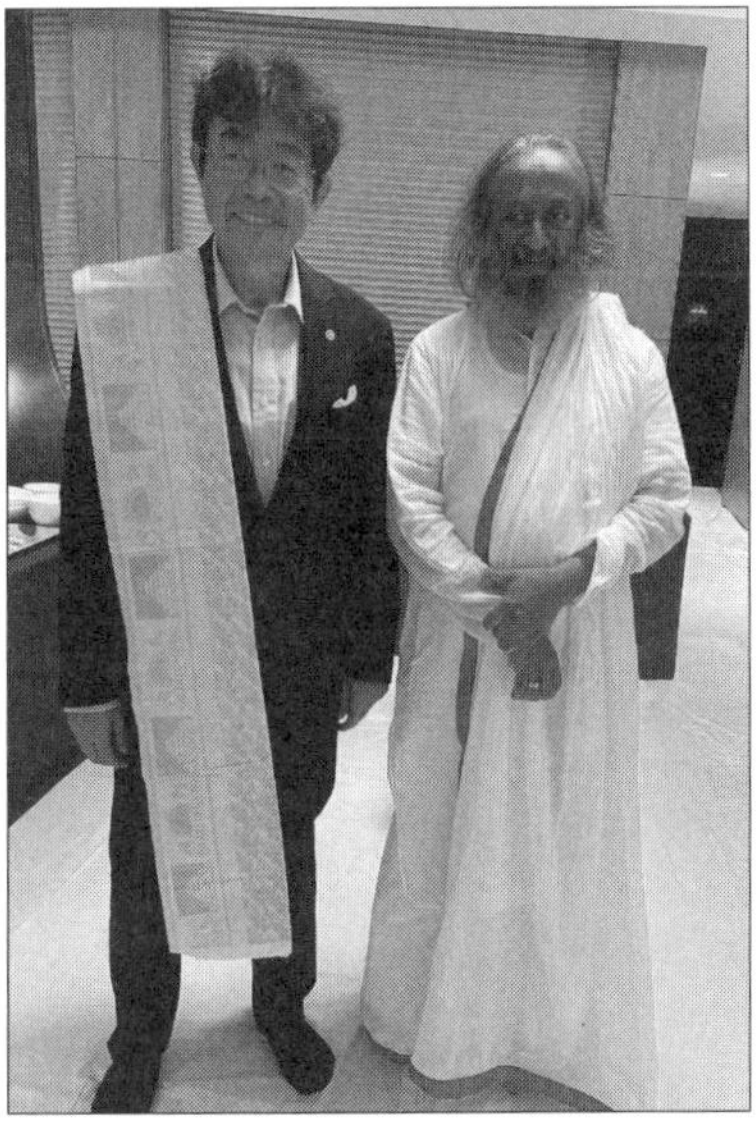

たのです（写真11）。

　彼はシュリ・シュリ・ラヴィ・シャンカール氏。アートオブリビング財団の創立者であり、全世界が注目するヨガの大聖者と知られている彼は、人をひと目見るだけで、その人物の背景や人生、さらには未来までを見通すことができるのだそうです。

　そんな奇跡的な出会いがあった後、私は彼から直々に「インドの歯科医師たちに、ぜひあなたの医療技術を教えてほしい」との依頼を受け、実際に翌月にはインドで波動歯科治療の講演と研修を行うことになったのでした。

　現地の講演会場には大聖者を慕う約4000人の人々が集まっていて、そこで私は自身の考えや脳歯科について話す機会をいただいたのです。

　最初のうちは聴衆から「この人は何の話をしているのか？」という空気を感じましたが、話が進むにつれて次第に反応が変わっていきました。

　現地で実際に私の治療を受けたベテラン歯科医師が「手首をケガし、ヨガなどをやっても1ヵ月以上治らなかった痛みが、藤井先生の10分程度の治療で改善した」と、自らの経験を話してくれた時には、大きな拍手が巻き起こりました。

　その様子はYouTubeで世界中にライブ配信され、今でもこの動画を見た世界各国の方々から問い合わせがインドに届いているようです。

インドでの講演会の様子（動画開始3分13秒付近から著者登場）

एक अच्छे चरित्र का निर्माण कैसे करें? | Gurudev Hindi

https://www.youtube.com/watch?v=7vkRkqsI4GU。

心と体の繋がりを重視するシュリ・シュリ・アーユルヴェーダ病院でのBDによって、次の女性はわずか3回のセッションで驚くべき改善を実感しました。その証言をご覧ください。

現地で治療を受けた患者さんの声（一部和訳）

私はタルミナードゥ出身のサディウィ・ジョティワルピニジーです。2月に左肩から膝にかけて7ヵ所もの大怪我をしました。動くこともままならなかったので2ヵ月

【写真 12】Brain Dentistry（脳歯科治療）を受けた女性の声

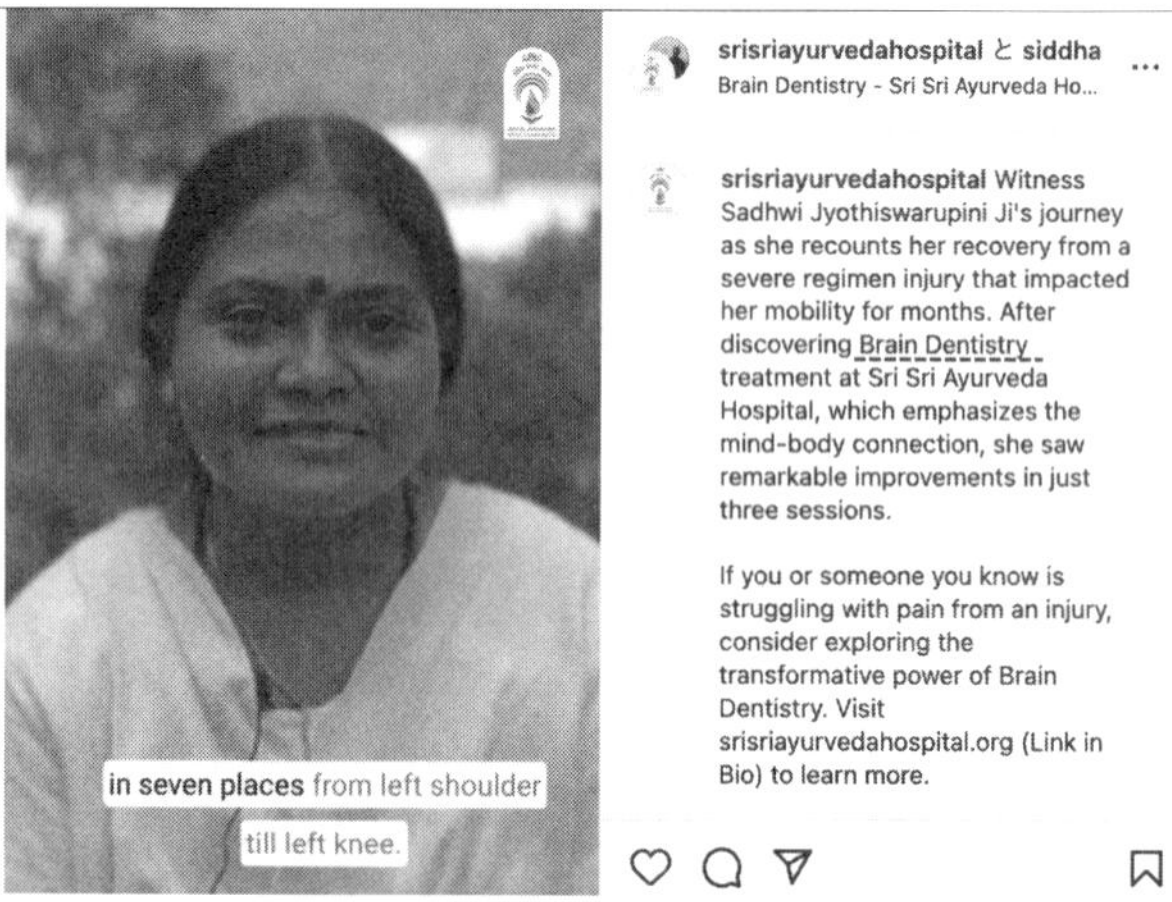
srisriayurvedahospital と siddha
Brain Dentistry - Sri Sri Ayurveda Ho...
srisriayurvedahospital Witness Sadhwi Jyothiswarupini Ji's journey as she recounts her recovery from a severe regimen injury that impacted her mobility for months. After discovering Brain Dentistry treatment at Sri Sri Ayurveda Hospital, which emphasizes the mind-body connection, she saw remarkable improvements in just three sessions.
If you or someone you know is struggling with pain from an injury, consider exploring the transformative power of Brain Dentistry. Visit srisriayurvedahospital.org (Link in Bio) to learn more.
in seven places from left shoulder
till left knee.

インドにて講習後、現地の先生が行ったBDの治療について

ほど休んでからアシュラム（僧院やヨガを学ぶ施設）への訪問旅行に出かけたのです。

ところがバンガロールに着くなり痛みが増してきたので、脳歯科を実践されているシッダルダ先生に診てもらうことになりました。以前に聖者シュリシュリ様が紹介していた、あの脳歯科医です。

3回セッションをしてもらいましたが、実に素晴らしい経験でした。

本当に歩けるようになりましたし、痛みが消えていたのです。まさに奇跡的でした。

以来この経験を皆に伝え続けています！

インタビュー動画

https://www.instagram.com/reel/DAV20G9ydi_/

マレーシア出身の患者さんのお話をご覧ください。彼女は17年間腰痛と体の凝りに悩まされてきましたが、シュリ・シュリ・アーユルヴェーダ病院でのＢＤを通じて、わずか数回のセッションで信じられないほどの回復（可動性改善と痛みの大幅な軽減）がみられました。

現地で治療を受けた患者さんの声（一部和訳）

皆さんこんにちわ、私はマレーシアから来ました。２００６年に最後の妊娠をしてから、腰痛と体の硬さに毎日毎日苦しんで生きてきました。

この17年間、痛みの無い日というものがありませんでした。全身が凝り固まり、そ

【写真 13】Brain Dentistry（脳歯科治療）を受けた女性の声

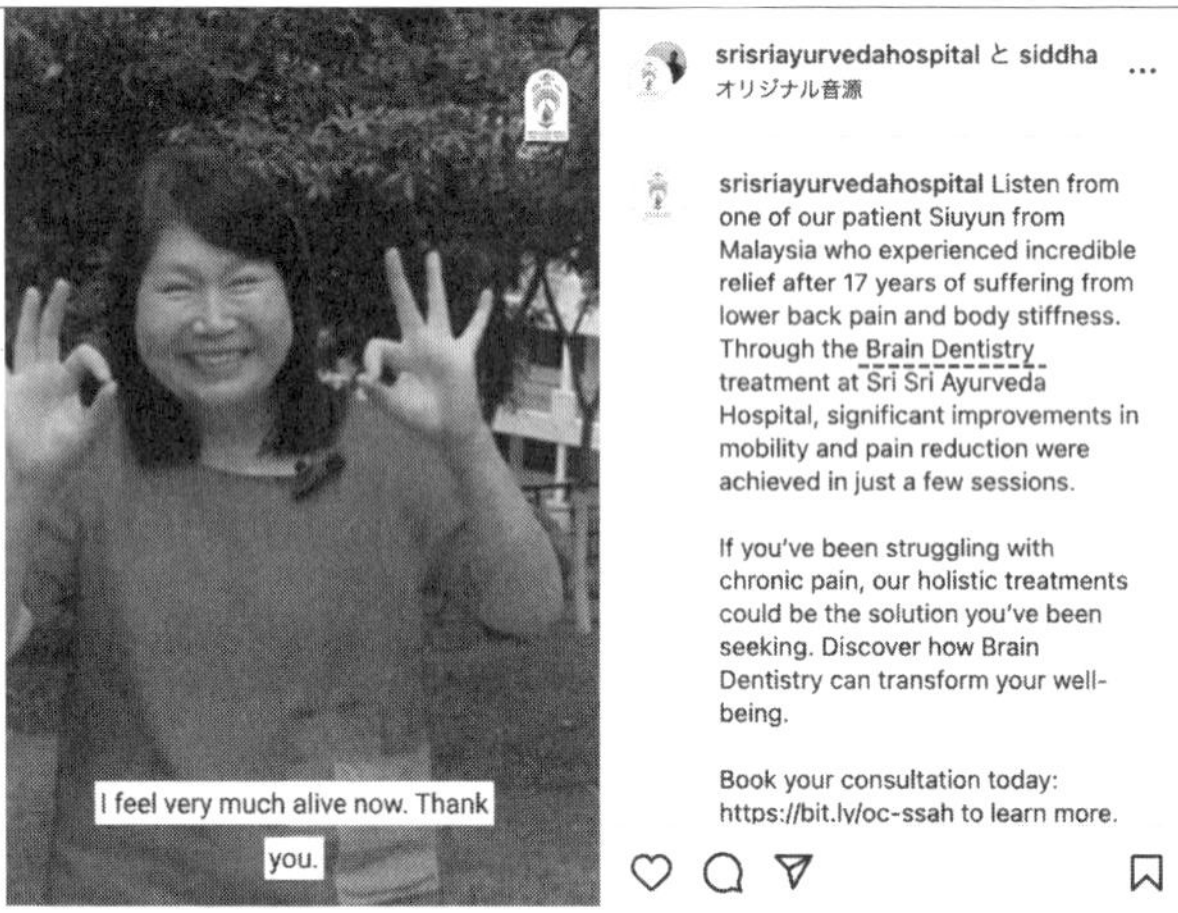
srisriayurvedahospital と siddha
オリジナル音源
srisriayurvedahospital Listen from one of our patient Siuyun from Malaysia who experienced incredible relief after 17 years of suffering from lower back pain and body stiffness. Through the Brain Dentistry treatment at Sri Sri Ayurveda Hospital, significant improvements in mobility and pain reduction were achieved in just a few sessions.
If you've been struggling with chronic pain, our holistic treatments could be the solution you've been seeking. Discover how Brain Dentistry can transform your well-being.
Book your consultation today: https://bit.ly/oc-ssah to learn more.
I feel very much alive now. Thank you.

インドにて講習後、現地の先生が行ったBDの治療について

のあとに痛みがやってくるのです。とてもじゃないけれど動けませんでした。同じ姿勢でいても痛みが出ます。そこで鍼治療やカッピング、漢方治療、あらゆる治療を試しました。一瞬は良くなりましたが完治とは言えませんでした。

今回ナバラトリに来て、4日前に友人から脳歯科という方法を勧めてもらいました。

初日ですでに違いを感じました。以前まで脚を持ち上げなければならなかったのに、簡単に脚を上げられるようになったのです。4回のセッション後、気分が良くなり全身がとてもほぐれました。

今ようやく「生きている」と感じます！

【写真14】2024年5月某日インドにて　現地の歯科医師向け研修会

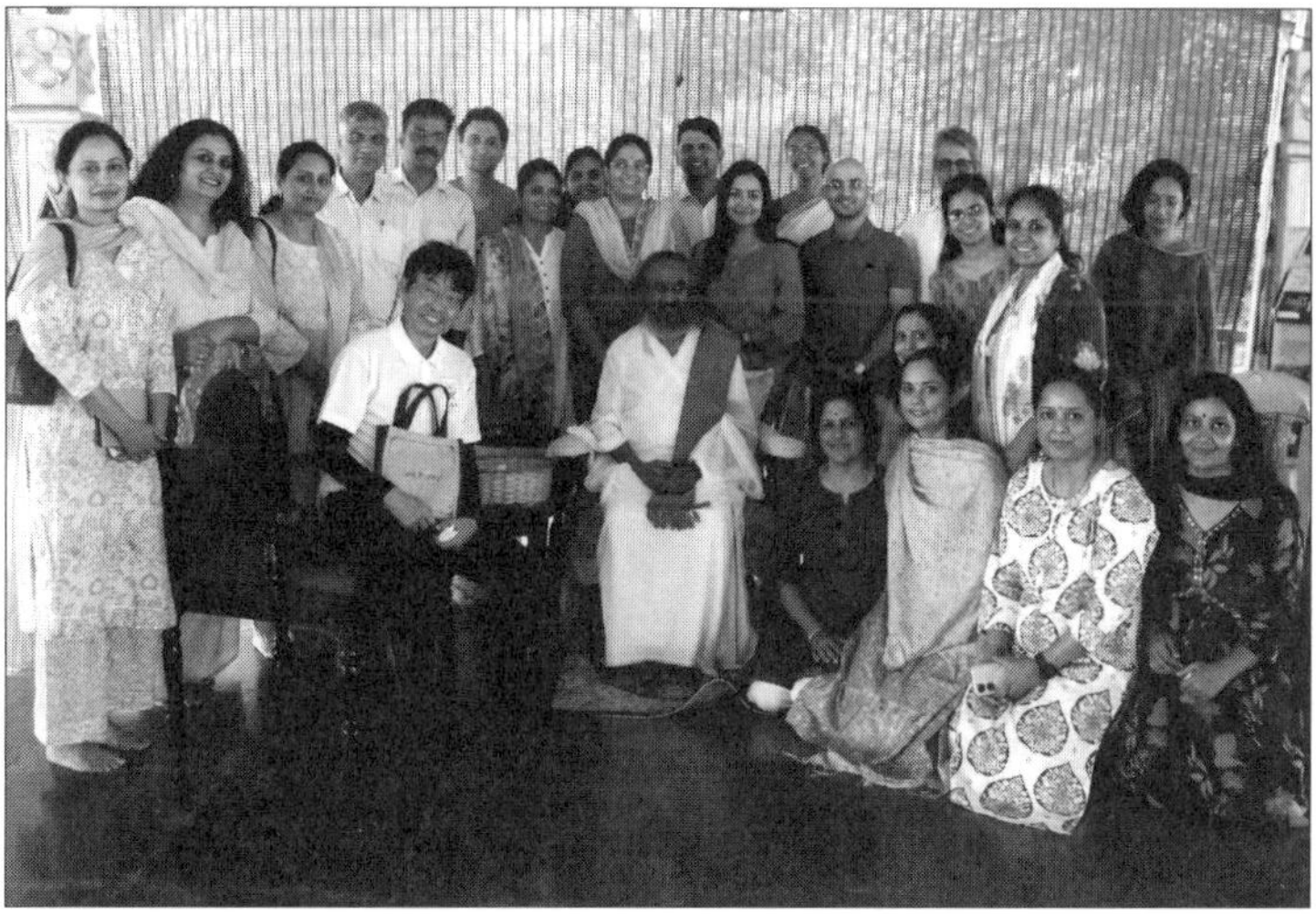

インタビュー動画

https://www.instagram.com/reel/DBgiP25yvIE/

実際にドイツでこの配信を見ていたヨガ講師の一人が、インドで波動歯科治療を受けても改善しなかったために現地の歯科医師から紹介され来日し、私のクリニックを訪れてきた方もいます。

ここからは余談ですが、私たち日本人は納得したり頷く際に「うん、うん」と首を縦に振りますが、インド人は納得したり頷く際に首を横に振る習慣があります。

現地の歯科医師たちに治療法をレクチャーしているとき、彼らはずっと首を横に振っていたので「果たして本当に伝わっているのか……」と半ば不安な気持ちでレクチャーを続けていました。

しかしインドの医師陣の吸収力は凄まじく、私の不安をよそに、一度説明を聞くだけでしっかりと技術を習得。

その後、実際に彼らが施術を行った患者さんからは「12年間続いていた痛みが一瞬で消えた！」といった声がすでに上がっているそうです。

ヨガや瞑想を日常の習慣としている彼らだからこそ、常日頃から宇宙と繋がり、波動歯科治療の効果を体感しやすいのかもしれません。

浅い呼吸は万病の元

インドといえばヨガや瞑想、アーユルヴェーダの聖地です。実際に現地でヨガや瞑想について理解を深めた中で特に大きな学びとなったのが「息を吐くことの大切さ」でした。

深呼吸をするときに、とにかく吐いて吐いて吐いて吐いて吐き出す。それでもまだまだ吐いて、吐ききることが大切であると教わったのです。

インドでは「一滴残らず吐け」と言われるほどにまで息を吐ききります。深い呼吸を意識するのは、吸うときではなく吐くときなのです。

現地のアシュラムには、世界中から様々な病気の人たちが集まりますが、中には深呼吸だけで病が治る人もいるそうです。

インドに行くまでの私は、体の毒素を出すのは汗と便と尿と生理くらいに思っていました。しかし、息を吐ききることで体内の毒素は排出することができるのです。

イメージとしては、吸うときには新鮮な空気（生命エネルギーのようなイメージ）をたくさん吸い、吐くときには体や心にある深いネガティブなエネルギーや感情もすべて一緒に吐き出します。

深い呼吸が必要な理由は、底にヘドロの溜まった水をイメージしてもらうと分かりやすいでしょう。水面がどんなに澄んでいても、底にヘドロが溜まっていればそれは汚水です。

体の深い部分に"古い氣"が溜まったままでは、呼吸全体がきれいになっているとは言えません。深い部分に溜まった"古い氣"もすべて吐ききることで、体中の"氣"をきれいにすることができるのです。

ちなみに、深呼吸は誰でもできるわけではありません。原因不明の体調不良や関節痛を抱える多くの患者さんは、呼吸が浅いという共通の特徴があります。彼らは深呼吸をしているつもりでも実際にはできていないことが多いのです。

呼吸が浅いと、筋肉を緩めることができません。筋肉を緩められなければ、表情筋を緩めて笑うことすらできません。逆を言えば、深呼吸ができるようになると自然に笑顔が増えるのです。

呼吸のチェックにもO−リングテストは有効です。ゆっくりと息を吐きながらO−リングテストをしてみてください。最後まで息を吐ききる前にO−リングが開けば、呼吸が浅いというサインです。

呼吸が浅くなっている原因が口の中にある場合は、もちろんその歯を特定し、治療をしながら波動を調整します。すると、患者さんは深呼吸ができるようになるのです。息をしっかりと吐ききると、吐ききる最後の時までO−リングはしっかりと閉じるようになっています。

大手術から学んだ使命

2023年の冬、私は心臓手術を受けました。開胸の大手術なので、当然生きて帰れる確率は100%ではありませんでした。

手術中には神様から「第7チャクラを活性化せよ」と啓示を受けることになりまし

た。いわゆる臨終体験というのでしょうか。

おかげさまで手術は無事に成功し、体力も徐々に回復しながら現在も波動歯科治療を広めていられるのは、西洋医学のおかげであると感謝しています。

ただ、実際に術後思うように動けない状況や体力の回復に時間がかかる苦しみを体験した私は「痛みや不調を抱える患者さんを救いたい」という思いが、以前にも増して強まりました。

脳歯科セミナーで多くの歯科医師に技術を習得してもらい、患者さんの回復を心から願う医師が増え、一人でも多くの患者さんを痛みから救ってほしいと心から願っています。

繰り返しますが、波動歯科治療では「場の波動」「体幹バランステスト」「Oーリングテスト」などで診断を行います。これらは体の反射機能を応用したものですが、生体反応は嘘をつきません。体のセンサーが一番正直である、これに尽きるのです。

関節の痛みの原因はレントゲンやCT、MRIでは分からなくても、体のセンサーに聞けばちゃんと教えてくれるのです。

また、波動治療には予知性があります。行おうとしている治療が正しいのかどうかをOーリングテストで事前にチェックできるのです。

たとえ歯の表面をほんの少しだけ調整研磨するという治療であっても、治らなければ意味がありません。医師は無駄な治療をやってはいけないのです。

予知性を活かし、必要な治療で正しい方向に導いてくれるのも波動治療の良い点です。

すべての人を痛みから救いたい。「治したい」からこそ、「治る治療」を普及させたい。これが、これまでもこれからも変わらぬ私の思いです。

生きていれば、誰しもが一度はケガや病気、または老化によって「痛み」と共に生活しなくてはいけない時期が訪れます。短期間で治ればよいですが、痛みが当たり前になり、仕方のないものと諦めて日々を過ごす人は多くいます。

また多くのスポーツ選手は、試合後にアイシングやマッサージをしながら必死に痛みと闘っています。

痛みが無くなれば生活が変わり、生きる景色が変わり、メンタルが変わり、人生が変わる。治療とは、人を幸せにすることなのです。

Column

宇宙の叡智「ゼロポイントフィールド」

宇宙について語られる時、ゼロポイントフィールド、またはアカシックレコードという言葉を一度は耳にしたり本で読んだりしたことがあるでしょう。

ゼロポイントフィールドとは量子力学や物理学に基づく科学的概念であるのに対し、アカシックレコードとはスピリチュアル的な体験や哲学的な発想に基づく概念です。

ゼロポイントフィールドとは、宇宙の隅々にまで広がるあらゆる物質やエネルギーの「根源の場」と言われています（図36）。

量子力学で解明されている最小単位の素粒子が、ゼロポイントフィールドで生まれては消えることを繰り返し続けているのです。

まさに、天地人の天（宇宙）にあたるゼロポイントフィールドと繋がることで、私たち人間はその叡智を受けながら、心身共に健康な状態を維持することができるのです。

素粒子なのでもちろん目には見えませんが、宇宙のどんなところにもゼロポイントフィールドは存在します。その名の通り、どこか特定のフィールド＝場所が存在しているのではなく、宇宙全体そのものがゼロポイントフィールドであり、そんな宇宙空間の中の地球に存在している私たちにも、そしてあなた自身にもゼロポイントフィールドは存在しています。

【図36】ゼロポイントフィールドのイメージ

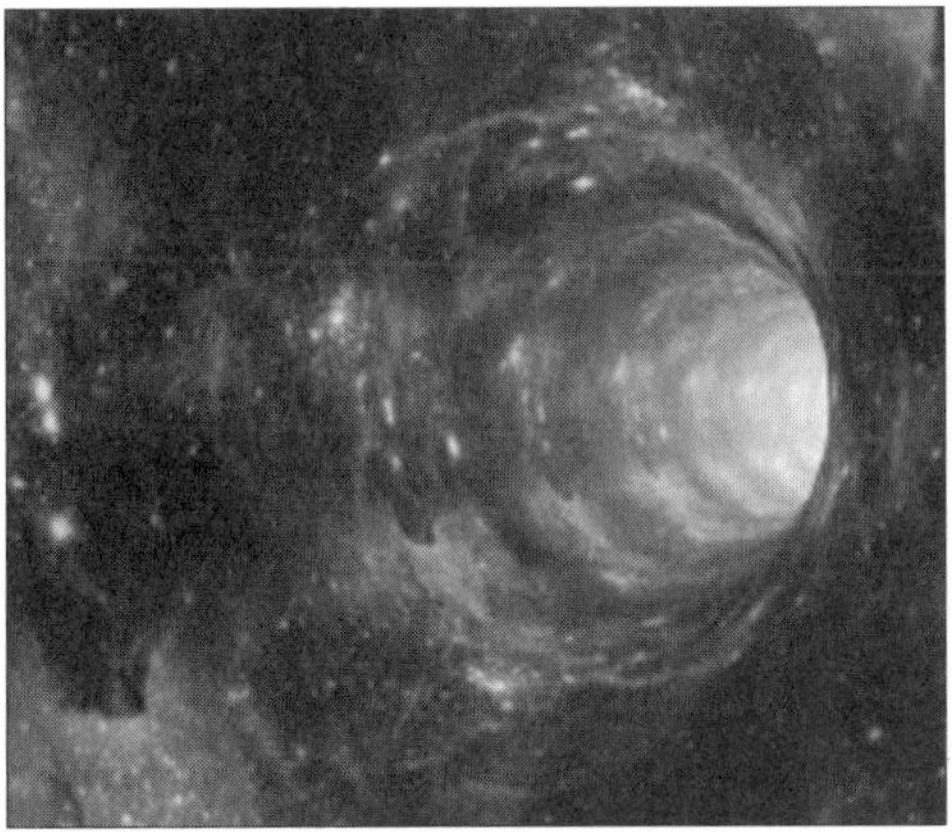

また、ゼロポイントフィールドには「時間」や「空間」の概念がありません。

私たちが認識している「時間」とは、過去から現在そして未来に向かって進んでいるものと信じていますが、ゼロポイントフィールドにおいては過去、現在、未来の区別はありません。

量子力学、相対性理論のどこを見ても、時間が過去から現在、そして未来に一方方向に進まなければならないという概念は存在しません。

アカシックレコードとは、宇宙に存在するすべての生命や魂、感情、意識、出来事などの情報が記録されている空間のことです。過去、現在、未来の区別がなく、時間を超えたすべての情報が存在するといわれています（図37）。

「ゼロポイントフィールドと繋がる方法」や「アカシックレコードへのアクセス方法」といった類の本が多く出版されているので、興味のある方はぜひ読んでみてください。

加えて、本に書かれている内容を実践する前にぜひやってほしいのは「場の波動」を整えることです。

場の波動を整えるというのは、私たちの存在する空間の波動を整えるということです。

【図37】アカシックレコードのイメージ

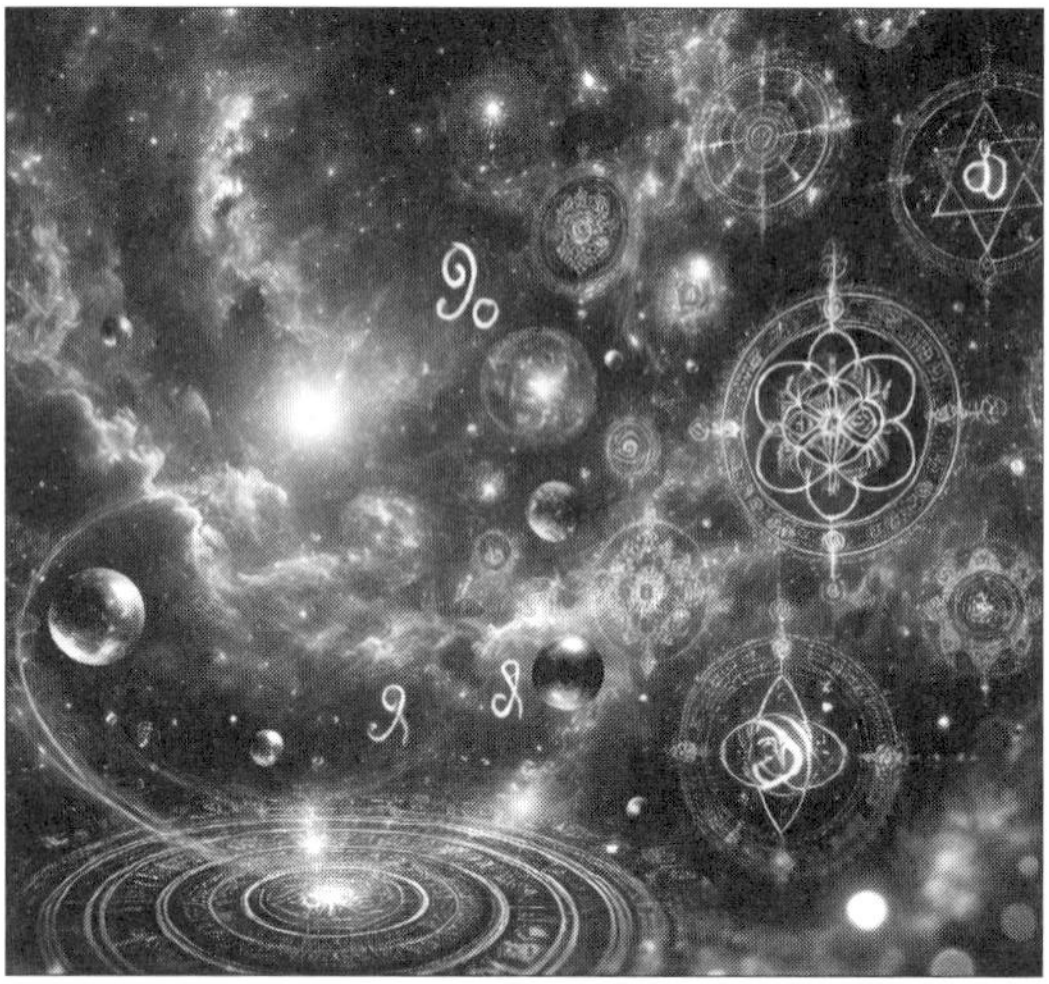

よく、理想や願望を叶えるためには引き寄せの法則を活用しようと言いますが、もしもあなたがお金持ちになりたくて、そのイメージをするとします。

しかし、あなた自身やその場の氣（波動）が乱れていては、願望の波動は飛びません。

ゼロポイントフィールドやアカシックレコードに繋がるためには、まず空間や場所、自分自身の乱れた波動を整えることが重要です。

そこで初めてお金持ちのイメージをしたならば、アカシックレコードと繋がり理想が現実化していくわけです。

日本には古来より「お祓い」という文化がありますが、事故に遭ったときや悪いことが続いたとき、または引っ越しをする際にもお祓いをしてもらうことがあります。

これは実に理にかなっていて、まさにいずれも自分の波動や空間の波動を整えているのです。

「風水」もまた、居住空間という場の波動を整えるための、古代中国で生まれた概念です。例えば「〇〇色のカーテンがいい」とか「〇の方角に□□を置くといい」というように、マイナスの波動が発せられている、あるいはマイナスの波動が入ってくる場所に干渉する波動を発する色や物を用いることで、空間の波動を整えます。

私は引っ越しの時、風水師の方に依頼をして玄関のタイルや色、お風呂場の色や素材、その他家の中の様々な素材やアイテムを選んでもらいました。

また、自分でもセルフOーリングテストでチェックしながら選んだところ、風水師の方と7割程が同じ結果になりました。

このように様々な方法で「場の波動」を整えることで、私たちはゼロポイントフィールドと繋がりやすくなるのです。

おわりに

口の中と全身の関係を研究し続け、30年という月日が流れました。

本書を執筆している2024年には、自身の手術やインドへの招喚、国際会議への参加など、有り難いことに今もなお様々な経験を積み重ね続けることができています（写真15）。

少し遡りますが、2017年には台湾から医師や歯科医師5名が来日し、脳歯科を学びに来ました。うち4名が認定医になり、波動歯科治療の技術を自国に持ち帰って今現在も伝え広めています。彼らは国際会議に参加をし、脳歯科について発表しています。

このように、現在脳歯科は日本を飛び出し、インド、台湾、韓国へと広がりつつあります。30年以上にわたる研究の成果が世界各国で認められ、国境を越えて多くの患者さんが痛みから解放されているのは、心から喜ばしいことです。

また、オペラ歌手の声の波動調整やピアニストの波動調整を行ったのも、本書を執筆中のことでした。

波動歯科治療はまだまだ進化の途中であり、病気や痛みの改善のみに留まらず、未だ見ぬ未来の可能性をさらに良い方向へと導いてくれると予感しています。

波動や宇宙といった概念は、西洋医学の世界ではほとんど信じてもらえません。しかし目の前で起こる現実こそが「論より証拠」なのです。

一つの治療で効果が出なければ他の治療、また他の治療というように、次々と治療法を試すプロセスで、治るゴールがなかなか見い出せないことがあります。

治療が進む度にお金や時間、さらには検査や手術が伴うこと

【写真15】
2024年に開催された国際学会の基調講演にて

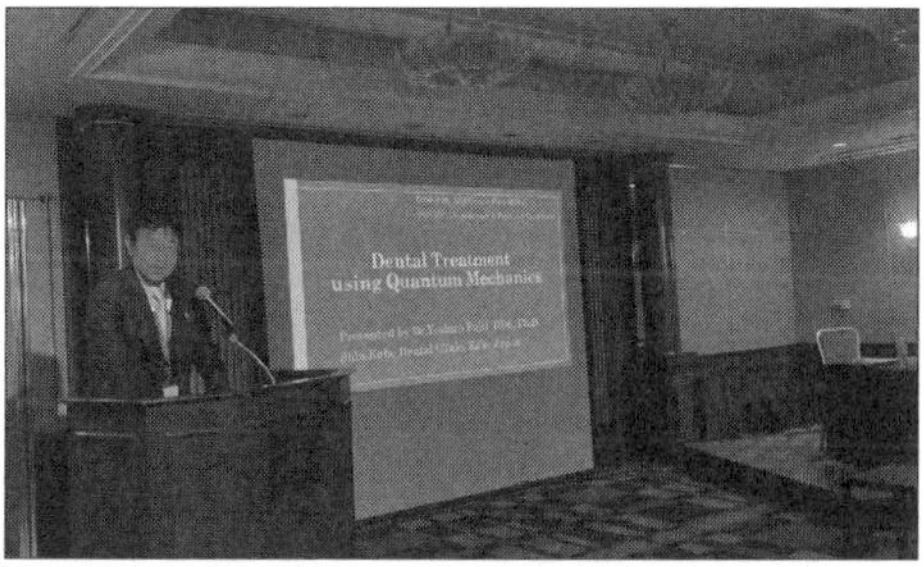

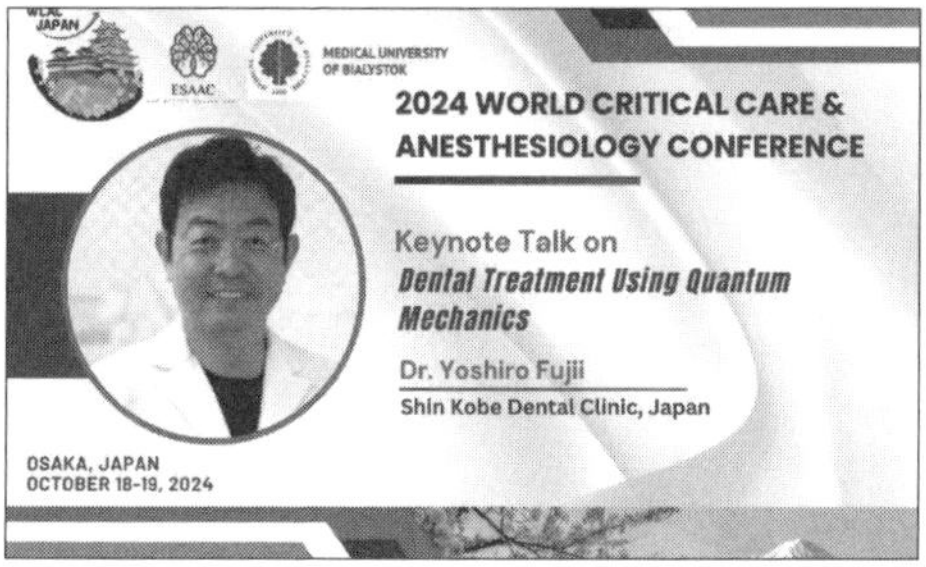

で、患者さんや家族の心身への負担は非常に大きくなります。

波動歯科治療では痛みや副作用が少なく、ほとんどの場合が短時間で変化が見られるのが特徴です。治療を受ける患者さんからは「え！　どうして？」とよく驚かれますが、これこそが「波動」の持つ力なのです。

実際に、波動歯科治療によって長年悩まされていた腰痛や膝痛、原因不明の体調不良、さらには一部の不定愁訴までもが改善することは紛れもない事実です。

そして、波動歯科治療は子どもからお年寄りまで、年齢や性別問わず効果を発揮します。本書で取り上げた事例以外にも、実際の治療の様子を私のＹｏｕＴｕｂｅチャンネルでありのまま公開していますので、興味がある方はぜひご覧ください。

これからも研究を重ねながら、痛みに苦しむすべての患者さんを救いたいという思いを胸に、波動歯科治療を学びに来てくれる先生方と共に、目の前の患者さんが笑顔になり、幸せな日々を取り戻せるお手伝いをしていきます。

最後まで、お読みいただき有難うございました。

新神戸歯科　院長　藤井佳朗

藤井 佳朗（ふじい よしろう）

新神戸歯科院長／脳歯科医

1985年に愛知学院大学歯学部を卒業、初代学長小出有三賞受賞、歯科医師資格取得。1989年に同大学院を修了し、歯学博士号取得。2000年に新神戸歯科を開業以来、噛み合わせと全身の健康との関連性を30年以上にわたり追求し続けている。肩こりや腰痛、不定愁訴など、長年の不調が波動歯科治療で改善される可能性に注目し、健康回復を目指す革新的なアプローチでこれまで多くの患者を治癒に導いてきた。身体の弱った高齢者、痛みを抱え苦しむ患者への波動歯科治療を通じて、日常生活の質を大きく向上させる取り組みを続けている。また波動歯科治療のメソッドは世界からも評価され、2018年には歯科と統合医療の国際学会大会長に就任。同年、英国オックスフォード大学で講演発表、翌年の2019年には台湾で行われた冬季学術大会にて特別講演に登壇。2024年には現地インドの歯科医師に波動歯科治療の講習を実施。世界中の痛みで苦しむ患者の生活を向上させるため、歯科治療の新たな可能性を探求し続けている。

著書『波動を使った歯科治療で万病・難病に瞬間アプローチ！量子歯科医学とウラシマ効果』（ヒカルランド）『慢性痛を治したければ歯科に行きなさい』（幻冬舎）『咬合のmagic: 論より証拠』（デンタルダイヤモンド社）『歯科からの逆襲』（現代書林）など

波動《はどう》歯科《しか》治療《ちりょう》の奇跡《きせき》

2025年3月31日　初版第1刷発行

著　　者　藤井佳朗
発 行 人　仲山洋平
発 行 元　株式会社フォーウェイ
〒150-0032　東京都渋谷区鶯谷町3-1 SUビル202
電話 03-6433-7585（編集）／FAX 03-6433-7586
https://forway.co.jp
発 売 元　株式会社パノラボ
〒150-0032　東京都渋谷区鶯谷町3-1 SUビル202
電話 03-6433-7587（営業）／FAX 03-6433-7586

編集担当　薗亜希子
編集協力　市川弘美
装　　丁　岡澤輝美（bitter design）
本文DTP　柳本慈子
校　　正　上田真佐子
プロデュース　江崎雄二（フォーウェイ）
印刷・製本　シナノ

ISBN978-4-910786-08-7